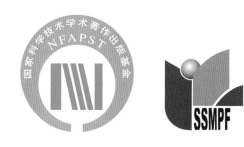

总主编　周康荣　严福华　刘士远

Modern MRI Diagnostics of the Body

现代体部磁共振诊断学

乳腺分册

主　编　彭卫军　顾雅佳　罗娅红

复旦大學出版社

编 委 会

总主编 周康荣　严福华　刘士远

主　编 彭卫军　顾雅佳　罗娅红

副主编 张敏鸣　杨　帆　刘佩芳　汪登斌　于　韬

编　委（按参与撰写本分册章节的先后顺序排列）

林凡入（辽宁省肿瘤医院）

于　韬（辽宁省肿瘤医院）

李晓凡（辽宁省肿瘤医院）

徐　姝（辽宁省肿瘤医院）

罗娅红（辽宁省肿瘤医院）

郭　丽（北京大学第一医院）

秦乃姗（北京大学第一医院）

陶　娟（华中科技大学同济医学院附属协和医院）

陶　然（华中科技大学同济医学院附属协和医院）

杨　帆（华中科技大学同济医学院附属协和医院）

郝玉娟（天津医科大学肿瘤医院）

季　宇（天津医科大学肿瘤医院）

刘佩芳（天津医科大学肿瘤医院）

刘　莉（复旦大学附属肿瘤医院）

顾雅佳（复旦大学附属肿瘤医院）

赵秋枫（上海中医药大学附属龙华医院）

尤　超（复旦大学附属肿瘤医院）

姜婷婷（复旦大学附属肿瘤医院）

罗　冉（上海交通大学医学院附属新华医院）

王丽君（上海交通大学医学院附属新华医院）

汪登斌（上海交通大学医学院附属新华医院）

邬昊婷（上海交通大学医学院附属新华医院）

宋萌萌（上海交通大学医学院附属新华医院）

张天月（上海交通大学医学院附属新华医院）

曲　宁（辽宁省肿瘤医院）

闵庆华（上海交通大学医学院附属同仁医院）

彭卫军（复旦大学附属肿瘤医院）

王慧颖（浙江大学医学院附属第二医院）

张　伟（浙江大学医学院附属第二医院）

刘　艳（浙江大学医学院附属第二医院）

徐　芳（浙江大学医学院附属第二医院）

王丽华（浙江大学医学院附属第二医院）

张敏鸣（浙江大学医学院附属第二医院）

秘　书 尤　超

总主编简介

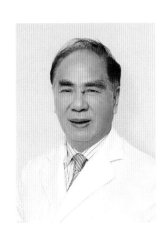

周康荣 复旦大学附属中山医院终身荣誉教授，主任医师，博士生导师。1965年毕业于上海第一医学院（现复旦大学上海医学院），师从我国放射学奠基人之一、学界泰斗荣独山教授。1981年被选拔为我国第一批赴美访问学者，在美国麻省医学中心及哈佛大学医学院学习。曾任复旦大学附属中山医院放射科主任、上海市影像医学研究所所长。教育部"211"工程重点学科及复旦大学"985"重点建设学科"影像医学与核医学"负责人、卫生部临床学科重点建设项目负责人、上海市临床医学中心（肝肿瘤诊治中心和心血管病中心）主要负责人。

学术方向为肝癌的影像学早期诊断及综合介入治疗。先后承担国家"九五"攻关项目"肝癌综合性介入治疗技术的应用研究"，卫生部临床学科重点项目"小和微小肝癌的诊断影像学新技术研究""小和微小肝癌影像学检出定性和介入治疗的深入研究"等科研项目20多项，项目资金逾1 000万，总计发表论文456篇。以第一完成人获得国家级及省部级奖项18项，其中"影像学和介入放射学新技术在肝癌诊断和介入治疗中的系列研究"获得国家科学技术进步奖二等奖（2005）。主编著作10余部，其中《腹部CT》《胸部颈面部CT》《螺旋CT》《体部磁共振成像》已成为国内学者的案头必备书籍。培养博士后，硕士、博士研究生60余名。2006年获复旦大学校长奖，2008年获上海市最高医学荣誉奖，2019年被评为"中华医学会放射学分会终身成就专家"。

总主编简介

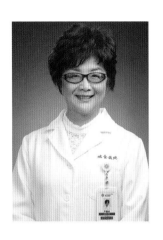

严福华 教授，主任医师，博士生导师。1996年毕业于上海医科大学，获影像医学与核医学博士学位，师从周康荣教授。现任上海交通大学医学院附属瑞金医院放射科主任、上海交通大学医学院医学影像学系主任。"十三五"国家重点研发计划首席科学家、国家临床重点专科（医学影像学）负责人、上海市高水平地方高校协同创新团队负责人。担任国际医学磁共振学会（ISMRM）中国区主席、亚洲医学磁共振学会（ASMRM）第一届主席、中华医学会放射学分会常委兼磁共振学组组长、中国医师协会放射医师分会副会长、上海市生物医学工程学会放射工程分会主任委员、上海医学会放射学分会副主任委员等学术职务。

学术方向主要为CT及MRI新技术的研发及转化应用。尤其在肝脏影像学领域造诣深厚，在国内较早地将能谱CT、MRI弥散加权成像、弹性成像、水脂分离等技术应用于弥漫性肝病的定量评估及肝肿瘤早期诊断与鉴别。作为项目负责人承担"十三五"国家重点研发计划项目1项，主持"十三五"国家重点研发计划课题1项、国家自然科学基金5项。在 Radiology 等国内外期刊发表论文300余篇。获国家科学技术进步奖二等奖（第三位）、中华医学科技奖一等奖（第二位）、上海市科技进步奖一等奖（第二位）、上海市明治乳业生命科学奖（第一位）等10余项奖项。主译专著2部，主编、副主编、参编著作20余部。培养博士后，硕士、博士研究生40余名。

总主编简介

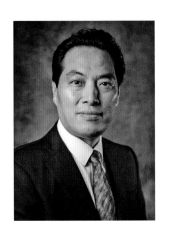

刘士远 教授，主任医师，博士生导师。现任海军军医大学第二附属医院影像医学与核医学科主任。担任亚洲胸部放射学会主席、中华医学会放射学分会主任委员、中国医师协会放射医师分会副会长、中国医疗装备协会CT应用专委会主任委员、中国医学影像AI产学研用创新联盟理事长、第二届中国DICOM标准委员会副主任委员、第九届上海市医学会放射学分会主任委员等。担任《肿瘤影像学》总编、名誉总编，《中华放射学杂志》等7本核心期刊副总编。

从事医学影像诊断工作30余年。主要研究方向为肺癌早期诊断、慢性阻塞性肺疾病早期预警及医学影像人工智能的研发和应用。肺癌整体诊断正确率达98.2%，早期肺癌诊断正确率达95%以上。作为课题第一负责人主持国家自然科学基金重点项目2项、国家科技部重点研发计划1项、国家自然科学基金面上项目4项、上海市重大课题4项等，获得4 000余万元科研资助。在 *Nature Review Clinical Oncology*、*Radiology*、*Chest*、*European Radiology*、*American Journal of Roentgendogy*、*British Journal of Radiology* 等国内外专业杂志上以第一或通信作者身份发表学术论著321篇，SCI收录71篇。获批国家发明专利授权6项。主译专著4部，主编著作及教材9部，副主编教材和专著5部，参编著作6部。

入选上海市领军人才、上海市优秀学科带头人及21世纪优秀人才，上海市黄浦区人大代表，获第二届"国之名医·优秀风范""上海市拥政爱民先进个人"及"全军首席放射专家"等称号。获得上海市科技进步奖一等奖等省部级二等奖以上科技奖7项。

主编简介

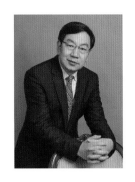

彭卫军　教授，主任医师，博士生导师。 现任复旦大学附属肿瘤医院影像中心主任。 担任中国抗癌协会肿瘤影像专业委员会名誉主任委员、上海市抗癌协会肿瘤影像专业委员会主任委员、上海医学会放射诊断专业委员会候任主任委员、中华医学会放射分会乳腺影像专业委员会主任委员、吴阶平医学基金会肿瘤影像专项基金主任委员、中国医学影像 AI 产学研用创新联盟副理事长。 担任《肿瘤影像学》主编及《中华放射学杂志》《中国癌症》《中国医学计算机成像》等 10 种肿瘤学和影像医学核心期刊编委。 主编《淋巴瘤影像诊断学》，副主编《腹部 CT》《螺旋 CT》，参加 15 种著作的编写。 在国内外有影响的专业期刊上发表论文 245 篇，其中 SCI 收录文章 45 篇。 承担和完成国家自然科学基金 6 项、上海市优秀学科带头人项目等科研项目 26 项，获得国家发明专利 5 项。

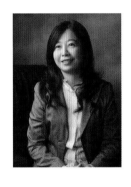

顾雅佳　教授，主任医师，博士生导师。现任复旦大学附属肿瘤医院放射诊断科主任。 担任中华医学会放射学分会乳腺专委会副主任委员、中国医学装备协会普通放射装备专业委员会常委、上海放射学会乳腺学组组长。担任《中华放射学杂志》等多种杂志编委。为国内较早开展乳腺影像研究的学者之一，先后开展了模拟乳腺 X 线影像、数字乳腺 X 线影像和磁共振乳腺影像等一系列临床研究。 获多项医学科技奖。承担和完成国家及上海市重点科研项目 10 余项。发表论文 110 余篇，主编论著 10 余部。

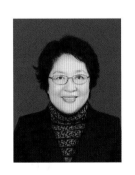

罗娅红　二级教授，主任医师，博士生导师。 辽宁省名医，享受国务院特殊津贴。 现任辽宁省肿瘤医院医学影像科名誉主任、辽宁省肿瘤影像重点实验室主任。 担任中国抗癌协会肿瘤影像专业委员会常委、国家癌症中心乳腺癌质控专委会 X 线质控学组组长、吴阶平基金会乳腺癌风险防控及早诊早治专委会主任委员、中国整合影像医学联盟副理事长、辽宁省抗癌协会肿瘤影像专业委员会主任委员、辽宁省肿瘤影像重点实验室主任、沈阳市放射学会副主任委员，曾任中华放射学会乳腺专业委员会主任委员。 担任《辽宁医学杂志》名誉主编、《肿瘤影像学》副主编。 参与主编论著 20 余部，在国内外专业期刊发表论文 200 余篇。 承担和完成省部级以上科研项目 10 余项，获得省部级医学科技奖 10 余项。

序一

在由周康荣、严福华和刘士远 3 位教授主编的《现代体部磁共振诊断学》（共 9 个分册）即将出版之际，我应邀作序，备感荣幸。

9 个分册除技术分册外，其余 8 个分册涉及除头颅外的所有部位，包括头颈五官，胸部（含胸壁和纵隔），乳腺，上腹部（含肝、胆、胰、脾），中下腹部（含泌尿、生殖），腹腔、腹膜及腹膜后区域（包括胃肠道、肾上腺），骨骼、肌肉及儿科。

进入 21 世纪，临床医学、现代影像学，尤其是 MRI 的发展十分迅速，两者相辅相成。精准诊断是精准治疗的前提和关键。影像学参与疾病诊治，尤其是肿瘤诊治的整个过程，包括疾病的筛查和早期诊断、协助制定治疗计划、治疗后随访和疗效评估等。翻阅本书，我感受到这部巨著不仅对影像医学，对整个临床医学也是有巨大贡献的。

令人惊喜的是，本书写作阵容豪华，集全国影像学界不同专业领域的诸多精英，乃精诚合作之结晶。本书涵盖的内容十分丰富，真正体现临床、病理和影像三结合。

最后，对该书的出版表示祝贺，并竭诚推荐给所有临床和影像学界的同道。

樊 嘉
2021.11

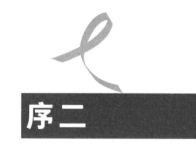

序二

　　《体部磁共振成像》自 2000 年出版至今已 20 余年了。该书涵盖了当年 MRI 领域几乎所有的先进技术，临床病例资料也颇丰富，出版至今前后重印了十几次，赢得了放射界同仁的一致赞誉。

　　进入 21 世纪后，随着国民经济飞速发展，我国人民生活水平日益提高，医疗需求不断提升，医疗水平与 20 世纪相比不可同日而语。影像医学，尤其是 MRI 的发展更为迅猛，相关领域积累的临床资料和经验也十分丰富。在这样的大背景下，《体部磁共振成像》的修订再版势在必行。在放射界广大同仁的积极响应和支持下，我们以上海市三甲医院为核心，组成了豪华的写作阵容。编委们发挥各自的专业特长，将全书按系统或区域分成 9 个分册，书名也改为《现代体部磁共振诊断学》，按既定目标，做到了广度和深度的结合。在内容上，文字数和病例数量均大幅增加，且图片、病例全部更新。在扩容的同时，我们也十分注重质量和深度的提升，期望做到集先进性、科学性、系统性和实用性于一体。在内容上，我们仍然坚持以常见病和多发病为重点，临床、病理与影像紧密结合；对疑难病例、不典型表现和罕少见病例也尽可能涉及，均配有一定数量的病例图片。本书不失为一部重要的参考书和工具书，希望能对临床工作者有所帮助。

　　学术的发展永无止境，新的技术不断涌现和成熟。本书对 AI、波谱、功能代谢和分子影像学等领域的发展及潜能也做了一些探讨。但这些领域仍存在不少难题，希望有志同道共同努力，一起深入研究。

　　最后，衷心感谢复旦大学附属中山医院院长、著名肝外科专家樊嘉院士为本书作序，这对编者是巨大的鼓励！感谢所有分册的主编、副主编和编写人员的辛勤劳动及认真负责的精神！感谢复旦大学出版社的大力支持，感谢《体部磁共振成像》读者的热忱和支持。实践是检验真理的标准，读者的意见是最宝贵的，望不吝赐教，以便今后再版时修正和提高。

周康荣　严福华　刘士远

2021.11

前言

当今,乳腺癌是女性易患的最常见恶性肿瘤。该病早期治疗效果很好,因此,早期、精准的诊断至关重要。MRI 以其特有优势,已成为继乳腺 X 线及超声检查后的重要检查方法,是乳腺影像学诊断的重要技术。目前,乳腺 MRI 具有多种临床适应证,包括术前分期、新辅助化疗监测、瘢痕与复发的鉴别、乳房假体植入的评估、不明原发癌患者的评估及高危患者的筛查等。近年来,功能磁共振成像(functional magnetic resonance imaging,fMRI)技术的发展突飞猛进,该技术能提供极好的形态学和功能学信息,具有多种临床适应证。随着 MRI 硬件设备的不断升级和成像技术、图像分析技术的进步及人工智能的应用,乳腺 MRI 技术有望为乳腺癌诊断进一步提供更精准的信息,协助临床改善乳腺癌的诊断、预后预测。

《体部磁共振成像》出版至今已有 20 多年。当初,该书乳腺 MRI 诊断内容的篇幅非常少。在这 20 多年中,乳腺 MRI 诊断已成为体部 MRI 发展和更新最快的技术之一。在《现代体部磁共振诊断学》中,乳腺部分独立成册体现了主编及广大专家的高度重视。

乳腺分册包括 6 章,内容涵盖乳腺 MRI 技术及诊断、乳腺 MRI 的诊断原则、乳腺病变、乳腺癌综合治疗的 MRI 评估、带有植入物的乳腺评估及高危人群的乳腺 MRI 筛查。疾病章节包涵几乎所有常见及罕见乳腺疾病,并随文附图。

感谢各位编委的辛勤付出及无私奉献,我们愿与临床和放射医学界的同道一起分享本书中的知识和经验。

彭卫军　顾雅佳　罗娅红

2021 年 10 月

目录

 # 乳腺磁共振成像技术及诊断

1.1 乳腺磁共振成像的历史、现状及发展

1.1.1 乳腺磁共振成像的历史

相对 X 线和超声检查而言，磁共振成像（magnetic resonance imaging，MRI）技术在临床应用的时间相对较短，乳腺疾病的 MRI 检查也出现较晚。我国于 1985 年引进第 1 台 MRI 检查仪。20 世纪 90 年代以来，国外围绕乳腺 MRI 的扫描方法开展了大量研究，结果表明 MRI 对于乳腺疾病尤其是乳腺癌具有很广阔的应用前景。而当时在国内，MRI 乳腺检查尚处于起步状态。

Medina 等对人乳腺组织的研究表明，根据癌组织的 T_1、T_2 值可将乳腺癌同乳腺纤维囊性疾病及正常乳腺组织明确区别开来。Fossel 等分析了 11 例乳房切除标本的 110 个组织样品，发现肿瘤组织的 T_1 值均＞370 ms，而非肿瘤组织的 T_1 值均＜370 ms，但乳头除外。McSweeney 等反复测定 T_2 值，发现其体外很容易鉴别多脂肪的良、恶性组织，多纤维组织的 T_2 有重叠现象。但体内

T_1、T_2 值测定因技术上困难尚不能鉴别乳腺的良、恶性肿瘤。

随着 MRI 技术的发展，MRI 扫描时间逐渐缩短，经静脉注射钆剂进行增强扫描，选用快速 T_1 加权脉冲序列加脂肪抑制技术，可动态观察乳腺病变的对比剂灌注及其流出的特点，明显提高病变的检出率。顺磁性增强剂钆喷替酸葡甲胺（gadolinium-diethylenetetramine pentaacetic acid meglumine，Gd‐DTPA）的临床应用有助于肿瘤的鉴别。Kaiser 等的实验表明，在静脉注入 Gd‐DTPA 2 min 后，25 例患者中，6 例乳腺肿瘤出现明显增强效应，16 例良性乳腺肿瘤出现较弱的增强效应。Heywang 等使用 Gd‐DTPA 成像只能将恶性肿块、不规则增生组织和瘢痕组织区别开，良性肿瘤尚不能鉴别。

1.1.2 乳腺磁共振成像的现状

近年来，MRI 技术在国内得到迅速普及应用。在乳腺检查方面，MRI 因对软组织分辨力高，能多参数、多平面和多方位成像，且具有无创、无电离辐射、同时显示双侧乳腺等诸多优势而发展迅猛。MRI 不仅可以从形态学上显示病变

特点,而且可以从血流灌注特点对病变进行定性诊断,因此得到临床的充分认可,成为很重要的乳腺影像检查手段之一。

MRI扫描仪磁场强度越高,图像质量越好,与低场MRI检查仪比较,大多数高场MRI检查仪分辨率高、扫描速度快、图像质量好。目前,国内外大多数关于乳腺MRI的研究均采用1.5T及以上的高场强MRI检查仪。而且配合特制的乳腺专用线圈,使乳腺MRI效果得到了明显改善。磁场强度从1.5T发展为3.0T,从物理理论上来讲,图像信噪比(SNR)提高,使得图像分辨力和成像速度均得以提高。

1.1.3 乳腺磁共振成像的发展

自1982年Ross等首先将MRI应用于乳腺病变的检查至今,乳腺MRI技术发展很快,从早期的低场强MR到现今的高场强超导MR,从单纯的形态学观察到如今的血流动力学观察及乳腺分子水平的研究,乳腺MRI检查经历了一系列质的飞跃。MRI检查对乳腺癌的诊断优于乳腺X线或超声,但就MRI本身而言,无论是动态增强,还是功能成像,还有各自不足。联合不同的MRI检查方法,可以取长补短,在一定程度上能提高检测的灵敏度和特异度。

虽然MRI不仅能从病变形态学特征,还能从功能代谢及微观结构等方面揭示病变,但仍需大样本证实其合理性。MRI检查应用于乳腺疾病研究的主要方向仍是动态对比增强(dynamic contrast enhancement,DCE)、弥散加权成像(diffusion weighted imaging,DWI)及磁共振波谱成像(magnetic resonance spectroscopy,MRS)等技术的创新改进。MRI平扫时乳腺良、恶性病变信号有重叠,特异性不强。DCE-MRI虽然有很高的灵敏度,但其诊断的特异度相对较低。虽然DWI在诊断乳腺癌中的价值得到了一定的肯定,但良、恶性病变表观弥散系数(apparent diffusion coefficient,ADC)值有重叠。对于MRS,并不是所有恶性肿瘤胆碱含量均较高,相反,胆碱含量的增加在许多良性病灶也会出现。因此,MRS检测到胆碱峰对乳腺恶性病变不具有特异性。

由此可见,为提高应用MRI检查诊断乳腺良、恶性的特异度,需要应用其不同的成像方法,取长补短。

近年来,乳腺MRI的研究主要切入点是更快速成像、更高分辨率及更安全技术研发。主要表现在以下几个方面:①超快速DCE-MRI能提高检查效率,较标准模式感兴趣区(region of interest,ROI)的平均容量转移常数(inflow transfer constant,K^{trans})具有更高的诊断特异度;②双回波扫描技术可同时获取DCE-MRI和动态磁敏感对比磁共振成像(dynamic susceptibility contrast MRI,DSC-MRI)两项参数,联合两者参数在提高乳腺肿瘤诊断性能的同时,也解决了分开扫描时双倍注射对比剂所带来的不良反应风险;③非对比灌注成像动脉自旋标记法(arterial spin labelling,ASL)应用于乳腺癌的定量分析取得初步临床结果,有利于过敏体质患者的检查,且应用更安全;④3T高分辨率MRI有利于多体素MRS,脂肪抑制效果更佳,采用更短回波时间进行多体素MRS,可提高成像效率,且利于确定病灶边缘;⑤基于乳腺钼钯计算机辅助诊断也正逐渐应用于MRI动态增强扫描辅助诊断;⑥利用正电子发射断层扫描(positron emission computed tomography,PET)与MRI的同机融合的PET-MRI,进一步利用功能代谢分子显像与组织结构解剖的融合,对病灶位置能更精准地判断,精准地对病灶进行定性、定量的分析。

(林凡入 于 韬)

1.2 乳腺磁共振成像技术

1.2.1 患者的告知与准备

(1)MRI检查的一般要求

女性月经周期对乳腺影响较大,为了减少激素(荷尔蒙)的影响,乳腺MRI检查最好选择在月经周期的第2周进行,乳腺MRI检查前4～8周终止激素替代治疗。

特定患者需要对皮肤表面进行处理,如贴有各种粘贴物者,需去除粘贴物并将痕迹擦拭干净。

以免干扰影像检查结果;为避免乳头溢液或乳腺肿物破溃渗出液体污染表面线圈,需预先对患侧乳腺进行清洁,并铺垫清洁单。

乳腺 MRI 检查须遵照 MRI 检查的一般要求,患者须除去其体表金属饰物及磁性物质。对体内有金属异物及植入物者,应根据其物质性质作出决定。

（2）禁忌证

体内安装、携带以下装置不能进行 MRI 检查:心脏起搏器、除颤器、心脏支架、人工心脏瓣膜、动脉瘤术后金属夹、植入体内的药物灌注装置、植入体内的任何电子装置(神经刺激器、骨骼生长刺激器)、血管内栓塞钢圈、滤器、体内留有的弹片或铁砂粒、骨折手术后固定钢板及钢钉、人工假肢或关节、助听器、人工耳蜗、中耳移植物和眼内金属异物等。

幽闭恐惧症、妊娠、神志不清、躁动或者不能良好制动配合 MRI 检查者,有钆剂过敏史,严重心、肾功能不全的危重患者不能进行乳腺磁共振增强检查。

（3）MRI 的检查方法

实施乳腺 MRI 的患者,检查时应当俯卧在检查床上,将乳腺悬吊入表面线圈中,乳腺的周围放置胸垫以减少乳腺的活动。

1.2.2　技术成像要求

乳腺由于解剖位置的特殊性,在进行 MRI 检查时需要用专用的线圈、体位、扫描序列以达到最佳的检查效果。

（1）成像设备及体位

乳腺的 MRI 检查需要专用的乳腺线圈(彩图 1)。目前,使用较多的是多通道相控阵线圈,一般为 8 通道,部分设备达到 16～32 个通道。使用该线圈能明显提高信噪比,成像速度也明显加快。扫描时患者取俯卧位,双侧乳腺自然悬垂于线圈内,使乳腺充分伸展。可以采用先进的扫描方式以提高患者的舒适度。用手触探,确保所有腺体在线圈内,且皮肤与线圈间没有皱褶。摆位不好,易造成脂肪抑制不均匀或失败。

（2）扫描方法

目前,乳腺 MRI 检查一般采用双侧乳腺同时扫描。

由于乳腺特殊的解剖形态,乳腺 MRI 扫描一般采用轴位及矢状位扫描,冠状位扫描由于无法在一个层面内同时显示乳头、导管和腺体,使用较少。轴位扫描的优点是可显示放射状向乳头聚集的导管和腺体尾部的腺体,能够显示双侧腋窝结构;缺点是分辨率较低,左侧乳腺可能会受到心脏运动的影响,腋尾部会受到伪影的干扰。矢状位扫描的优点是可良好地显示腺体、导管及乳头,分辨率高,改变相位编码方向能有效地减少心脏运动造成的伪影;缺点是只能观察一侧乳腺。

（3）成像序列的选择

1)乳腺 MRI 扫描序列:常见的乳腺 MRI 扫描序列,包括平扫 T_1WI、T_2WI、DWI 及增强 T_1WI(表 1-1,1-2,图 1-1)。由于乳腺内含有大量的脂肪组织,通常应进行脂肪抑制。

表 1-1　常见的扫描序列及方法

扫描序列	线　圈	中心点	扫描范围	用　途
矢状位 FSE T_2 脂肪抑制	单侧乳腺线圈	单侧乳腺中心	单侧乳腺	显示乳腺和腋窝解剖结构和信号改变
轴位 DWI	双侧乳腺线圈	双侧乳腺中心	腋窝到乳腺下方	显示病变扩散情况
轴位 FSE T_1	双侧乳腺线圈	双侧乳腺中心	腋窝到乳腺下方	显示乳腺及腋窝解剖及信号改变
轴位 VIBRANT 动态扫描	双侧乳腺线圈	双侧乳腺中心	腋窝到乳腺下方	动态增强,提示血供
矢状位 VIBRANT	双侧乳腺线圈	双侧乳腺中心	腋窝到乳腺下方	增强后延迟,显示延迟血供

表 1-2 乳腺 MRI 常用扫描序列及说明

处理阶段	序列	序列说明
增强扫描前	定位图	三平面定位图
	Ax STIR	横断面脂肪抑制图像
	Ax T_1 FSE	横断面 T_1WI
	Ax DWI b＝800 s/mm^2 或 1 000 s/mm^2	横断面扩散加权
	R-Sag fs T_2 FSE	右乳矢状面脂肪抑制 T_2WI
	L-Sag fs T_2 FSE	左乳矢状面脂肪抑制 T_2WI
动态增强扫描	Ax VIBRANT pre	横断面增强扫描蒙片,注射造影剂前扫描
	Ax VIBRANT post multiphase	横断面多期动态增强扫描,注射造影剂后 30 s 开始连续扫描,一般 6～10 期,每期约 1 min
后处理	DWI 图像后处理	得到 ADC 图和 eADC 图
	动态增强图像后处理	得到最大斜率图和信号增强率图,并绘制 ROI TIC 得到减影图像

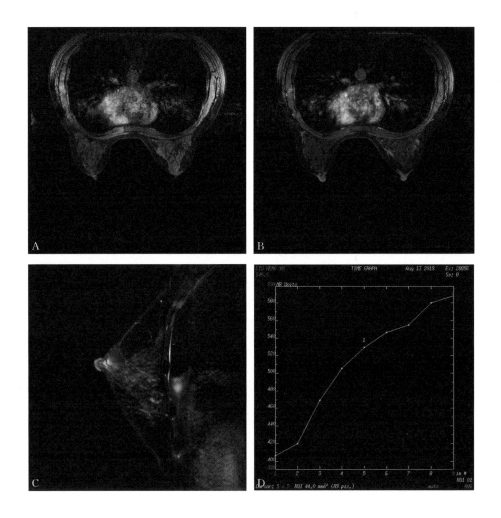

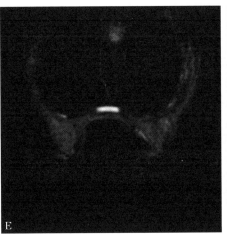

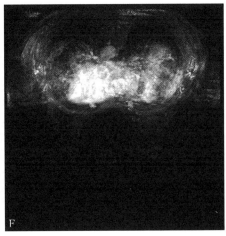

图 1-1　乳腺 MRI 表现

注：A. 轴位 T$_1$ 脂肪抑制 GRE 序列；B. 轴位 VIBRANT（增强后）序列；C. 矢状位 T$_2$ 脂肪抑制 FS 序列；D. TIC；E. DWI 图像；F. 减影图像。

1.2.3　常见伪影

MRI 伪影会影响医师对图像的判断和解读，进而影响最终诊断。正确认识和掌握 MRI 硬件设备及基本原理，加强对 MRI 设备的使用管理，合理地选择扫描参数及方位，做好乳腺 MRI 检查前准备及扫描管理等相应措施尤为重要。

常见的乳腺 MRI 伪影包括以下几种。

（1）近线圈效应

由于乳腺 MRI 扫描应用的是多通道相控阵线圈，所以会出现越靠近线圈区域信号越强，反之越弱（图 1-2）。此时可采用匀场技术，避免和减弱此效应。

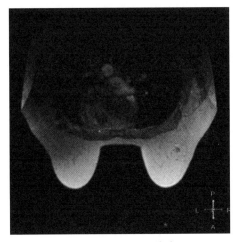

图 1-2　近线圈效应

（2）卷褶伪影

受检乳腺尺寸超过视野（field of view，FOV）大小，FOV 以外的组织信号叠加在另一侧的 FOV 内（图 1-3）。解决方法：①增大 FOV；②采用去相位卷褶技术，超出 FOV 范围的组织也进行相位编码；③改变频率编码方向与相位编码方向。

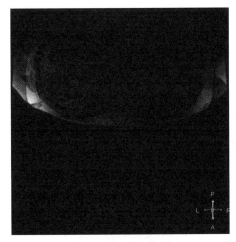

图 1-3　卷褶伪影

（3）化学位移伪影

即由化学位移现象引起的伪影。比如水、脂肪交接处空间错位，形成条形亮袋或暗袋伪影。主磁场越强，化学位移伪影出现频率、程度越高，这与主磁场形成屏蔽功能而产生显著差异有关。

可采用以下方法消除此伪影:①增加频率编码的带宽,但图像的 SNR 会降低;②选用主磁场强度稍低的 MRI 仪进行扫描;③改变频率编码方向,使频率编码方向与脂肪组织及其他组织的界面平行;④采用脂肪抑制技术,使脂肪组织信号在成像脉冲前被抑制,化学位移伪影同时也就被抑制了。

(4)截断伪影

也称为环状伪影,在空间分辨率较低的图像比较明显,表现为多条同中心的弧线状低信号。解决办法有增加采样时间(减小带宽)以减小波纹,降低像素大小等。

(5)运动伪影

MRI 的运动伪影指由被检查者宏观运动引起的伪影。这些运动包括自主运动(如肢体运动)及非自主运动(如心跳),可以是随机运动或周期性运动。乳腺 MRI 可采用以下方式降低此伪影:①脂肪抑制技术,由于乳腺中含有大量的脂肪组织,抑制脂肪的同时伪影也相应减少;②在胸廓肺组织及心脏区域施加预饱和带;③增加 NEX,在一定程度上减轻呼吸运动伪影和心脏搏动伪影;④由于此类伪影常出现在相位编码方向上,可将相位编码方向改为左右(轴位)或上下(矢状面)。

(6)磁化率伪影

2 种磁化率差别较大的组织界面上出现的伪影,表现为局部信号明显减弱或增强,常同时伴有组织变形。可以采取如下措施降低其影响:①做好匀场,场强越均匀,磁化率伪影越轻;②缩短 TE;③用 SE 序列取代 GRE 序列或 EPI 序列;④增加分辨率等。

(7)其他

受外在干扰射频电磁波的影响,图像中出现"拉链"样伪影,需要在扫描前做好屏蔽,必要时请专业工程技术人员进行处理。

(李晓凡 于 韬)

参考文献

[1] 日本放射线技术学会. 乳腺摄影质量控制手册(修订版)[M]. 秦维昌等,译. 北京:人民卫生出版社,2008.

[2] 靳二虎. 磁共振成像临床应用入门[M]. 北京:人民卫生出版社,2010:185-186.

[3] 王艳,田荣华. MRI 成像常见伪影与消除方式研究[J]. 医疗装备,2017,30(16):37.

[4] 张中伟. 磁共振成像中的伪影(一):运动相关伪影[J]. 影像诊断与介入放射学,2018,27(1):84-87.

[5] 赵晓君,周忠洁,张弦,等. 乳腺 MRI 弥散加权成像和动态增强成像的影像质量控制[J]. 医学影像学杂志,2017,27(5):841-843.

[6] 周红,陈东. 乳腺癌功能磁共振成像发展现状[J]. 中国临床医学影像杂志,2015,26(1):47-49.

[7] HARVEY J A, HENDRICK E, COLL J M, et al. Breast MR imging artifacts: how to recognize and fix them[J]. Radiographics, 2007,27:S131-S146.

[8] KUHL C, JOST P, MORAKKABATI N, et al. Enhanced MR imaging of the breast at 3.0T and 1.5T in the same patients: initial experience [J]. Radiology, 2006,239(3):666-676.

[9] KUHL CK, MIELEAREEK P, KLMSCHNIK S, et al. Dynamic breast MR imaging: are signal intensity time course data useful for differential diagnosis of enhancing lesions [J]. Radiology, 1999,211(1):101-110.

[10] KURTZ J M, KINKEL K. Breast conservation in the 21st century [J]. Eur J Cancer, 2000,36(15):1919-1924.

[11] LEHMAN C D, GATSONIS C, KUHL C K, et al. MRI evaluation of the contralateral breast in women with recently diagnosed breast cancer [J]. N Engl J Med, 2007,356(13):1295-1303.

[12] SCHNALL M D, BLUME J, BLUEMKE D A, et al. Diagnostic architectural and dynamic features at breast MR imaging: multicenter study [J]. Radiology, 2006,17(4):42-53.

[13] YABUUCHI H, MATSUO Y, OKAFUJI T, et al. Enhanced mass on contrast-enhanced breast MR imaging: lesion characterization using combination of dynamic contrast-enhanced and diffusion-weighted MR images [J]. J Magn Reson Imaging, 2008,28(5):1157-1165.

乳腺磁共振成像的诊断原则

2.1 肿瘤血管生成与乳腺磁共振成像

2.1.1 肿瘤血管生成

肿瘤血管生成是一个包括血管内皮细胞增殖、迁移及胞外基质降解的多步骤的复杂过程。

肿瘤血管生成主要包括以下5个步骤(彩图2)：①血管内皮基质膜溶解；②内皮细胞脱落并发生增殖；③内皮细胞向肿瘤组织迁移堆积；④成堆内皮细胞管化、分支并形成血管环；⑤新的基质膜不断形成，经修饰形成新生血管。这一过程是肿瘤细胞、血管内皮细胞与其微环境相互影响的结果。

乳腺肿瘤的发生是一个复杂的多步骤分子改变过程，并伴随形态学变化，乳腺细胞从良性增生到非典型增生，从原位癌到浸润癌至少要经过4个阶段：①细胞周期异常及相继的增生异常；②凋亡通路受抑制；③组织微环境改变，细胞获

得生长潜能；④肿瘤细胞逃逸机体免疫系统监视。

2.1.2 乳腺磁共振成像

MRI技术作为一种全新的乳腺疾病检查手段，具有很高的软组织分辨力和空间分辨力，因而在乳腺疾病评估方面具有独特的优势：①MRI灵敏度高，特别是针对钼靶诊断较为困难的致密性乳腺、乳腺癌术后局部复发，以及观察乳房成形术后假体位置、有无遗漏或并发症和后方乳腺组织内有无癌瘤等。②适用于CT检查中对对比剂过敏者。③双侧乳腺可同时成像。④具有断层能力及可任意三维成像，使病灶定位更准确，显示更直观；MRI以多方位、多序列成像，多层面及薄层扫描，对乳腺深部病变及微小病灶的检查具有重要价值，其较高的空间分辨率对病变形态学特点显示好。⑤对特殊部位如位于乳腺高位、深位病灶的显示要优于X线检查。⑥对多中心、多灶性病变的检出、胸壁侵犯的观察，以及胸骨旁、纵隔、

腋窝淋巴结转移的显示要优于其他检查方法。因此,MRI检查对乳腺癌的准确分期可为临床制订治疗方案提供可靠依据。⑦可鉴别乳腺囊性和实性肿物。⑧MRI动态增强扫描检查,可了解病变血流灌注情况,有助于良、恶性病变的鉴别。另外,功能MRI检查还可以提供肿瘤生理及生化代谢信息,对病变的定性提供更多信息。

（1）MRI常规成像

MRI常规成像最基本的序列包括 T_1WI、T_2WI 和 T_2WI 脂肪抑制序列。T_1WI、T_2WI 及脂肪抑制序列相结合即可以根据信号强度特征辨别病变内部的组织成分。比如,是否有出血、坏死、液化、脂肪、纤维成分等差异。典型乳腺癌在病灶形态、边界、信号强度及内部结构上与乳腺良性病变有较大差异,所以对一些典型的乳腺良、恶性病变仅需行MRI平扫就可以作出比较精准的诊断（图2-1）。但是一些微小的、不典型的病灶容易在常规平扫中漏诊,这就需要结合动态增强成像或功能成像等技术来发现病变。

（2）磁共振动态增强扫描检查

DCE-MRI是用高压注射器在肘静脉或手背静脉快速注射对比剂后对病灶进行一系列快速持续扫描,并评价其强化方式及血流动力学改变的一种成像方法。有文献报道DCE-MRI对乳腺疾病的诊断及鉴别的灵敏度高达 $85\%\sim100\%$,特异度 $40\%\sim97\%$。动态增强成像从病变的形态学特点、强化模式、时间-信号强度曲线（time signal intensity curve，TIC）类型等方面对乳腺病变进行分析、诊断。

DCE-MRI是一种显示病变的血管通透性及血流灌注等血流动力学特征的检查技术。DCE-MRI不仅可显示瘤体的形态学变化,而且可在活体反映其微血管灌注、血管生成程度、分级和恶性程度,评估肿瘤化疗效果和预后。新辅助化疗（neoadjuvant chemotherapy）后,尤其是抗血管生成药物使用后,肿瘤的血供会发生变化,化疗后病灶的血供明显减少,通透性减低,灌注血流量减低。DCE-MRI可以将这种改变以图形的方式呈现出来（彩图3）。

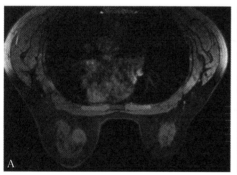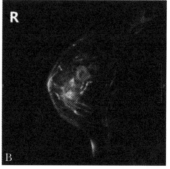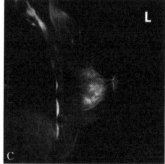

图2-1 乳腺MRI T_1WI、T_2WI 脂肪抑制序列

注：A. T_1WI 脂肪抑制序列；B. 右乳 T_2WI 脂肪抑制序列；C. 左乳 T_2WI 脂肪抑制序列。

MRI动态增强的减影技术能够通过血管通透性变化、对比剂的扩散速率及肿瘤组织间隙结构和组织 T_1、T_2 弛豫时间等病灶强化特点,消除非增强组织的影像学干扰,进一步突出强化的特征,从而增加检出病灶的概率,环形强化特征和血管纠集等特异性的征象有助于乳腺良、恶性肿瘤的鉴别（图2-2）。

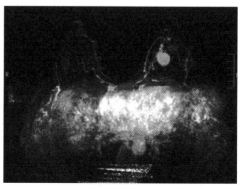

图2-2 磁共振动态增强的减影图像

（3）弥散加权成像

DWI是目前能够精准观察活体水分子的微观弥散运动的唯一磁共振影像学手段，DWI利用水分子的自由运动即布朗运动的原理，在分子水平反映人体组织的特定空间组成信息和特定病理生理状态下各个组织成分水分子的功能变化，从而检测出与组织含水量改变相关的生理学和形态学早期改变，可以通过对病变所测量区的ADC值进行量化分析，进而对病变性质进行评价（彩图4）。恶性肿瘤的ADC值通常小于良性病变和正常乳腺组织，良性病变的ADC值常小于正常组织。DWI是一种无创、无须使用对比剂的检查方法，特别适用于肾功能不全的乳腺癌患者。病变部位ADC值对于预测局部进展期乳腺癌化疗病理反应性具有一定价值，但受限于成像空间分辨力低，以及容易产生运动伪影、化学位移伪影及磁敏感伪影，解剖图像质量远不及增强扫描，且ADC绝对值易受多种因素的影响。不能单独用DWI来评价乳腺癌辅助化疗疗效，联合动态增强等技术有望提高评估效能。

（4）体素内不相干运动弥散加权成像

体素内不相干运动（intravoxel incoherent motion，IVIM）- DWI采用双指数模型，可将组织中弥散和灌注的成分进行单独分析，即对水分子弥散和微循环灌注进行多b值DWI的量化分析，更加接近体内水分子的真实运动情况，既可以提供与水分子布朗运动相关的信息，还可以提供组织内血流灌注的相关信息，反映病变内部变化更具优势。

（5）磁共振波谱成像

MRS能从分子水平反映肿瘤、坏死组织和健康组织的不同生化代谢信息，细胞的生化代谢改变先于形态或临床改变，可以早于MRI发现病灶，在乳腺肿瘤的诊断和鉴别诊断等方面有着潜在独特的应用价值。根据MRS提供的生化改变信息，可以鉴别肿瘤的良、恶性，尤其对常规MRI动态增强检查时鉴别良、恶性有一定困难的微小病灶或曲线为平台型的病灶，有良好的诊断价值，有助于了解肿瘤的分级和预后，从而帮助临床医师选择治疗方案，并能监测肿瘤对新辅助化疗的

反应，监测术后有无复发，避免不必要的活体组织检查或外科手术。

2.1.3　乳腺磁共振成像诊断原则

1）为便于国内外乳腺影像的学术交流，鼓励采用美国放射学会（American College of Radiology，ACR）的乳腺影像报告和数据系统（breast imaging reporting and data system，BI - RADS），进行术语描述及影像评估诊断分类。

2）乳腺MRI诊断必须有增强图像，结合多种序列来描述、分析和判断病灶的特征。

3）诊断报告首先需在非脂肪抑制平扫T_1WI中描述乳腺纤维腺体组织（fibroglandular tissue，FGT）构成分类。与乳腺X线摄影需描述乳腺构成分类一样，乳腺FGT的多寡同样会影响MRI的诊断灵敏度。乳腺FGT构成分类有4种（以英语小写字母标识）：a类，几乎全部由脂肪构成（almost entirely fat）；b类，散在的纤维腺体组织构成（scattered fibroglandular tissue）；c类，不均质的纤维腺体组织构成（heterogeneous fibroglandular tissue）；d类，绝大部分由纤维腺体组织构成（extreme fibroglandular tissue）。

4）诊断报告需在脂肪抑制增强T_1WI中描述乳腺实质背景强化（background parenchymal enhancement，BPE）。根据Morris和Kuhl的研究结果（2006），乳腺BPE依据其强化程度分为4型：极微强化（minimal）、轻微强化（mild）、中度强化（moderate）和显著强化（marked）。在显著强化型乳腺，由于病灶容易被掩盖在增强的实质中，诊断的灵敏度和阴性预测值将明显下降。

5）是否有假体？如果有假体，则应在报告中说明，包括假体的内容物（0.9%氯化钠溶液、硅胶或其他）、单房或多房。

6）诊断报告中对MRI所发现的异常病变的描述应包括以下方面。

A. 位置：描述病变所在的象限，钟点位置，距乳头及相邻皮肤、深部胸壁的距离。

B. 数目：描述病变的数目。

C. 大小：测量病变的三维径线，对已确诊乳腺癌进行分期检查时，则要测量病变的总体范围。

D. 形态：先确定病变是肿块性病变，还是非肿块性病变，然后具体描述其形状、边缘和内部强化特点。

E. 病灶平扫的 T_1WI 与 T_2WI 信号情况。

F. 强化表现：对定性诊断非常重要，包括早期强化程度和 TIC。

7）对病变性质的分析判断需结合形态学特征和动态增强特征（包括 TIC）两方面进行。建议尽可能结合 DWI 及 ADC 进行分析。

8）强调结合临床表现和其他影像学检查进行综合影像学诊断。

2.2 乳腺磁共振成像的形态学分析

根据最新版的 ACR BI‐RADS 标准，乳腺 X 线摄影、乳腺超声及乳腺 MRI 的分析要包括背景乳腺组织成分。因此，首先要对乳腺 MRI 作整体的评估，包括评估背景 FGT 的体积和 BPE 的程度。FGT 反映解剖学特征，BPE 反映生理学特征。

评价 FGT，诊断医师必须客观地评估非脂肪性、非囊性乳腺实质与整个乳腺体积的关系。脂肪成分能在非脂肪抑制 T_1WI 及脂肪抑制 T_1WI 中评估，囊性成分能在 T_2WI 中评估，知道了总的脂肪和囊性成分，再联合增强后剪影图像，就能评估 FGT 的量。MRI 对 FGT 的描述包括脂肪型乳腺（fatty breasts，<25% glandular）；分散的纤维腺体密度（scattered fibroglandular densities，25%～50% glandular）；不均匀致密乳腺（heterogeneously dense breasts，51%～75% glandular）；致密乳腺（dense breasts，>75% glandular）。

BPE 即正常 FGT 的强化，常表现为被正常组织分隔的斑点状强化，有时融合（tiny dots separated by normal tissue，sometimes confluent）。BPE 强化的程度分为以下几种类型：极微强化（minimal，<25% volumetric enhancement）；轻微强化（mild，25%～50% volumetric enhancement）；中度强化（moderate，51%～75% volumetric enhancement）；显著强化（marked，>75% volumetric enhancement）。与乳腺 X 线摄影相似，

中等的和显著的 BPE 可以遮蔽浸润性和非浸润性肿瘤，降低 MRI 检查的灵敏度。另外，BPE 与 FGT 没有必然的联系，即 FGT 体积可能很大，但不一定强化。

参照 BI‐RADS 标准，描述病灶形态特征和动态增强曲线特征。对强化病灶性质的分析以形态分析为首要的判断依据，对于形态特征判断困难者，需要结合时间‐信号强度增强曲线进行判断。形态特征包括增强前 T_1WI 和 T_2WI 上的信号表现及增强后的表现。所有图像征象的描述和分析更多依赖对增强图像的分析，根据增强后形态不同将病灶定义为灶点强化、肿块和非肿块样强化 3 类。另有部分病灶表现为不强化或表现为其他异常征象。

2.2.1 灶点强化

灶点强化（focus）很常见，通常在增强前无特殊发现。呈细小点状（直径<5 mm），不具有明显的占位效应，难以对其形状及边缘加以描述（图 2‐3）。可多发，但不聚积成丛。灶点强化可见于生理性增生腺体组织，可能与月经周期或外源性激素替代治疗有关，也见于一些乳腺疾病，包括较小导管乳头状瘤、纤维腺瘤、乳内淋巴结，甚至可能是导管原位癌（ductal carcinoma *in situ*，DCIS）、微浸润癌等恶性病变。T_2WI 高信号、淋巴结脂肪门、流入型 TIC、病灶大小稳定等征象提示良性。对于出现以下征象者，如 T_2WI 信号无明显升高、无淋巴结脂肪门、流出型 TIC、较前明显增大或新出现灶点强化，需根据临床作出评价，可疑恶性建议行活体组织检查。

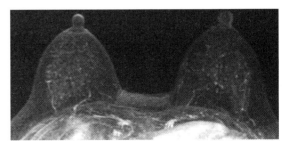

图 2‐3 双侧对称散在点状强化

2.2.2 肿块

肿块(mass)是具有三维空间的占位性病变,伴或不伴周围正常组织移位或浸润。其形态学从形态(圆形、卵圆和不规则)、边缘(光整、不规则和毛刺状)、内部强化情况(均匀、不均匀、边缘或环形强化、分隔无强化)3个方面来描述。

(1)肿块病变的形状

肿块形状描述分为圆形、卵圆形(可有2~3个分叶)和不规则形。形状是鉴别良、恶性的重要因素,通常应在增强后早期图像上进行观察,晚期因对比剂廓清及周围实质组织进行性增强而易遗漏病变。形状为圆形和椭圆形肿块,边缘光整,多见于良性病变,也可见于少数恶性病变;不规则形

肿块常见于恶性病变,包括浸润性癌和原位癌,也可见于硬化性腺病、纤维腺瘤和不典型增生等良性病变(图2-4)。

(2)肿块样病变的边缘

边缘特征分为清晰和不清楚(包括不规则、毛刺)。边缘清晰的圆形和卵圆形孤立性肿块多为良性病变(如纤维腺瘤、良性叶状肿瘤、乳头状瘤、错构瘤、囊肿等),少部分为恶性病变(包括黏液癌、髓样癌、部分三阴性乳腺癌、囊内乳头状癌、淋巴瘤和转移瘤等);边缘不规则肿块,其边缘尚无毛刺改变,可见于恶性肿块,提示肿瘤浸润生长,也见于良性肿块如纤维硬化性病变;肿块边缘毛刺者绝大多数为恶性,需结合临床病史及其他影像学检查除外瘢痕和脂肪坏死。如图2-5所示。

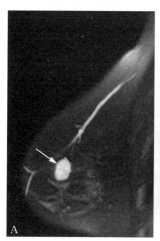
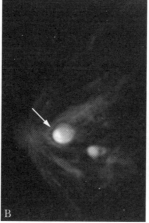
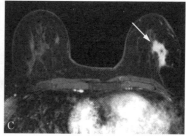

图2-4 肿块形态

注:A.卵圆形肿块,病理为乳腺腺瘤;B.圆形肿块,病理为乳腺囊肿;C.不规则形肿块,病理为浸润性导管癌(IDC)Ⅱ级。

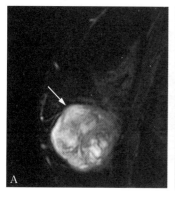
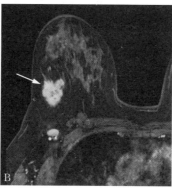
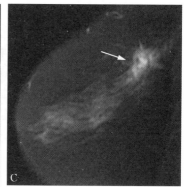

图2-5 肿块边缘

注:A.肿块边缘光整,病理为腺瘤;B.肿块边缘不规则,病理为IDCⅡ级;C.边缘毛刺,病理为IDCⅡ级。

（3）肿块样病变的内部强化特征

包括均匀强化、不均匀强化、环形强化、内部暗分隔4种（图2-6）。肿块内部均匀强化是指增强后肿块表现为均匀一致的信号增高，不均匀强化是指增强后肿块内部信号强度高低不均。均匀强化多提示良性病变，少部分为浸润性乳腺癌（常见于直径＜10 mm者）。不均匀强化常提示恶性病变，绝大多数乳腺癌为不均匀强化，也可见于其他恶性肿瘤如肉瘤、淋巴瘤、转移瘤，少见于良性肿瘤。但空间分辨率可能会限制对小病灶的判读。环形强化在良、恶性病变中均可出现，视环形壁规则与否而定。不规则厚环常被视为恶性征象；光滑

薄环倾向良性。内部暗分隔病理基础为肿块内纤维带，其中可含有血管，常见于纤维腺瘤，少见于浸润性导管癌（invasive ductal carcinoma，IDC）和叶状肿瘤。此外，肿块也可不强化，不强化的肿块可能提示纤维腺瘤含有大量透明组织，需与含大量无强化黏液成分的黏液癌进行鉴别诊断。炎性囊肿周边会有增强，但在MRI平扫T_2WI上表现为很高的信号，是囊肿的特征性表现。良性脂肪坏死可表现为不规则环形强化和中央低信号，其内含有脂肪成分有助于定性诊断，常需结合病史及乳腺X线检查。内部暗分隔多提示肿瘤内的纤维带，多见于纤维腺瘤，少见于IDC和叶状肿瘤。

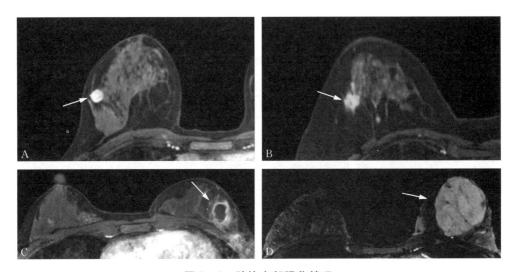

图2-6 肿块内部强化情况

注：A. 均匀强化，病理为纤维腺瘤；B. 不均匀强化，病理为IDC Ⅱ级；C. 边缘环形强化，病理为炎性肉芽肿；D. 内部分隔无强化，病理为变异型腺瘤。

2.2.3 非肿块样强化

当乳腺内出现既非点状亦非肿块的强化时，即为非肿块样强化（non-mass enhancement，NME），它们不能像肿块那样勾画出三维轮廓，一般占位效应不明显，且与周围正常乳腺实质强化不同，常有脂肪组织或正常组织夹杂其间。对其分类主要依据其分布特征（局灶性、线状、叶段样、区域性、多区域性和弥漫性），内部强化特征（均匀、不均匀、集丛性和簇样环形强化）及病灶是否双侧对称（图2-7），双侧是否对称对定性诊

断有一定的价值。

（1）非肿块样强化病变分布特点

1）局灶分布（focal）：指区别于正常肿块的局灶性小强化区，内部含有正常腺体组织和脂肪成分，范围小于一个象限的25%，在一个导管系统内。如为多个，则在各强化灶之间有正常的乳腺组织将其分开。

2）线样分布（linear）：指线样或伴有分支状的强化，如沿着导管走行并出现分支，则为偏恶性征象。DCIS常表现为集丛或不均匀线样强化，少见良性病变表现为线样分布强化。

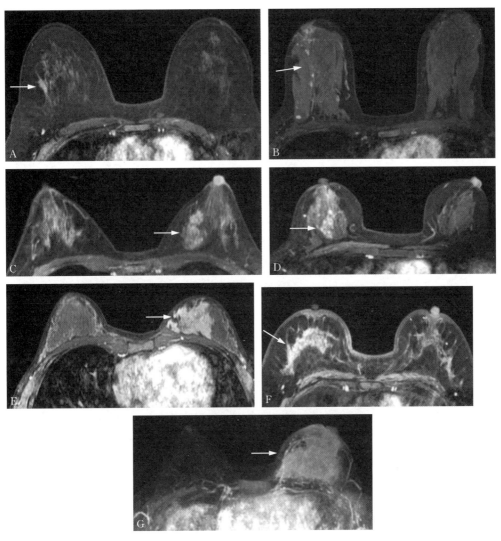

图 2-7 非肿块样强化病变分布特征

注：A. 局灶性强化，病理为乳头佩吉特病伴 IDC Ⅱ 级；B. 线样强化，病理为 IDC Ⅱ 级；C. 段样强化，病理为腺病；D. 段样强化，病理为 DCIS；E. 区域性强化，病理为 IDC Ⅱ 级；F. 弥漫性强化，病理为 IDC Ⅱ 级；G. 弥漫性强化，病理为慢性炎症。

3）叶段分布（segmental）：表现为三角形或锥形，尖端指向乳头，常提示来源于单一导管系统的病变，亦即分布于一个乳腺大叶之内。叶段分布强化可见于恶性病变，如 DCIS、IDC、小叶癌，也见于乳腺增生病变。

4）区域分布（regional）：指超过一个象限的较大范围的异常强化，不沿导管系统分布。

5）多区域分布（multiple regional）：指被正常FGT 或脂肪分隔的 2 个及 2 个以上的区域分布强化。

6）弥漫分布（diffuse）：是指乳腺内广泛均匀分布的弥漫强化。

一般认为，区域分布强化、多区域分布强化及弥漫分布强化以良性病变居多，需注意结合内部强化特点并观察强化区域在两侧乳腺的分布是否对称，是否位于纤维腺体边缘，以及是否与月经周期有关。

（2）非肿块样强化内部特征

可分为均匀强化（homogeneous）、不均匀强化（heterogeneous）、集丛强化（clumped）和簇样环形强化（clustered ring）4种（图2-8）。

1）均匀强化：均一性的强化。

2）不均匀强化：非均一性的强化，信号强度多样化，但又不同于以下几种类型。

3）集丛样强化：主要反映多根受累而强化的呈点状的导管横断面像。集丛强化的点状影大小较一致，常提示DCIS或侵袭性乳腺癌伴有广泛导管内成分，尤其是出现在线样分布、叶段分布时；较少见于良性病变如增生和慢性炎症。

4）簇样环形强化：成簇分布的小环形强化，可简称簇环样强化。炎性反应、纤维囊性病变和DCIS均可有此改变。

双侧乳腺MRI检查时，强化的对称性有助于鉴别激素水平相关的实质强化和范围相对广泛的非肿块样强化病变。双侧乳腺镜像性的强化常提示良性病变。

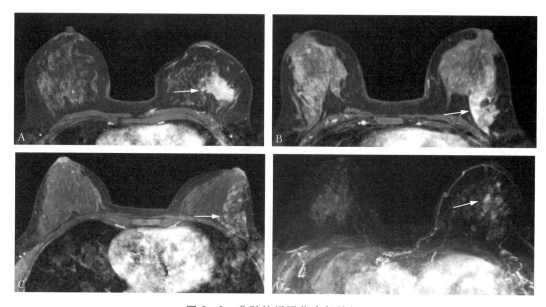

图2-8 非肿块样强化内部特征

注：A. 均匀强化，病理为IDC；B. 不均匀强化，病理为IDC；C. 集簇状强化，病理为导管上皮异型性增生原位癌；D. 簇状小环形强化，病理为DCIS。

2.2.4 不强化病灶

此类病灶包括导管 T_1WI 增强前高信号、囊肿、术后积液（血肿、浆液淤积）、治疗后皮肤或小梁增厚、不强化的肿块、结构扭曲、由异物或手术植入物所致信号缺失，以及含脂病灶如正常淋巴结、脂肪瘤、脂肪坏死、错构瘤等。

2.2.5 其他征象及伴随征象

其他征象包括乳头内陷、乳头受侵、局限性或弥漫性皮肤增厚、皮肤受侵、皮肤水肿、淋巴结受侵、胸肌受侵、胸壁受侵、血肿或出血、异常流空信号；伴随征象可与其他异常征象一同出现，亦可单独出现（图2-9）。发现伴随征象的意义在于：当与其他异常征象一起出现时，可提高乳腺癌的诊断准确率；当确诊为乳腺癌时，某些伴随征象的出现将有助于术前分期及手术方式的选择。

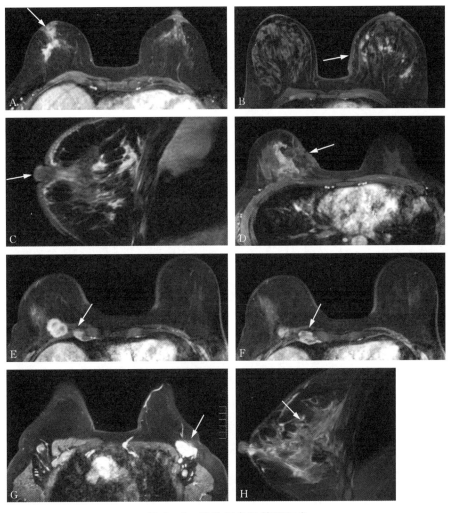

图 2-9　其他征象及伴随征象

注：A. 乳头凹陷受累,病理为 IDCⅡ级；B. 皮肤增厚,病理为 IDCⅡ级；C、D. 乳头凹陷,皮肤增厚,病理为 IDCⅡ级；E. 乳腺癌胸大肌受累；F. 乳腺癌胸壁受累；G. 腋窝淋巴结肿大；H. 腺体结构变形。

2.2.6　假体

1）假体材料和类型：分为 2 种,即盐水或硅凝胶。观察假体被膜是完整还是破裂。

2）其他假体材料（如豆油、聚丙烯、聚氨酯和海绵,包括直接注射）。

3）腔型。

4）植入物位置：在实质后方或胸肌后方。

5）假体轮廓异常：局部凸出。

6）硅胶囊内异常：放射状褶皱、包膜下线、锁孔标志（泪滴、套索）、乳头标志。

7）硅胶囊外异常：乳腺、淋巴结。

8）水滴。

9）移植物周围液体。

2.2.7　病灶定位

1）病变位于哪一侧乳腺。

2）定位：外上、外下、内上和内下 4 个象限,或者面向观察者的钟面定位,乳晕后方,中央区或腋尾。

3）病变的深度：与乳头、皮肤或胸壁的距离。

2.3 乳腺磁共振成像的血流动力学分析

众所周知,不同病理及病理生理状态下,病变内部的血流动力学改变也不相同,这与其生物学行为有很重要的相关性,尤其是对于肿瘤性病变更为重要。近年来,许多研究发现血管内皮生长因子(vascular endothelial growth factor, VEGF)与微血管密度(microvessel density, MVD)在评价乳腺肿瘤新生血管水平方面有重要意义,能进一步反映肿瘤的良恶性程度及评估对治疗的反应。因此,为了更深入地研究不同病理生理状态下乳腺病变内的血流动力学改变,可以通过向体内注射对比剂(常用钆喷酸葡胺,Gd-DTPA),通过示踪其首过病灶动脉、进入毛细血管、渗入血管外组织间隙、最终回流静脉的过程,采集组织 T_1 弛豫时间动态变化数据,进行半定量及定量分析。

半定量分析依据 TIC 可以对病变的性质作出初步判断。一般使用高压注射器通过肘静脉团注对比剂,分别于注药前、注药后进行连续 6～9 次采集。

通常应用早期增强率和 TIC 来评价。采用测定 ROI 方法进行动态增强分析。将采集图像传送至工作站对病灶进行分析,将病灶最可疑的区域选为 ROI(应避开肉眼可见的出血、液化、坏死及囊变区),并在对侧正常乳腺组织内选取相同大小的 ROI 作为对照,绘制病灶的 TIC。ROI 放置于强化程度最高的区域,应＞5 个体素。如果设置多个 ROI,应报告最可疑的曲线。早期增强率是描述病变在增强早期时的相对强化幅度,遵循如下计算公式:增强率 ＝ (SI 后 － SI 前 /SI 前)×100％。其中,SI 前 ＝ 信号强度基底值(即增强前信号强度);SI 后 ＝ 增强后早期信号强度。根据病变早期强化的快慢,描述为缓慢强化、中等强化及快速强化 3 种。扫描设备型号和使用序列的不同,所得到的数值不同,因而没有确定的划分标准。

TIC 是增强后的组织信号强度随时间改变,由设定的 ROI 来测定并标绘而获得的曲线。静脉注射对比剂后图像采集次数越多,单次采集时间越短,动态曲线获得的信息也越多。扫描时应确保患者在扫描过程中保持静息,以避免造成伪动态结果。TIC 分 2 段观察,第 1 段是静脉推注对比剂后 2 min 内或 TIC 上升到峰值前曲线的上升幅度,第 2 段是其后曲线的走势。采用主要描述病变在增强延迟期的强化特征,可将 TIC 分成持续型(或流入型,persistent)、平台型(plateau)和廓清型(或流出型,washout)3 种(图 2-10)。如果结合 2 段曲线的走势情况,常可分为 3 种类型:缓升持续型(或缓升流入型)、速升平台型和速升廓清型(或速升流出型)。持续型强化指信号强度在延迟期随时间延长而继续强化;平台型强化指注射对比剂后约 2 min 内信号强度达最高值后,随时间延长曲线不再上升,而是一直保持该水平;速升廓清型指在 2 min 内达到增强最高峰后信号强度明显下降。大多数恶性病变常表现为廓清型曲线,但也存在不少例外;平台型曲线既可为良性病变,也可为恶性病变;持续型曲线多见于良性病变,少数见于恶性病变。

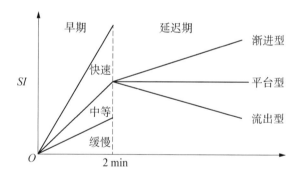

图 2-10 增强后组织信号强度随时间改变

注:早期斜率:增强后 2 min 内或当曲线开始改变时;延迟期斜率:增强后 2 min 后或曲线发生改变后。

在进行病变性质分析和判断时,病变增强后的形态学特征优先于 TIC 特性。典型的恶性病变形态特点,或典型的良性病变形态或信号特征,足以对病变性质进行判断;当病变可疑良性但又不能确定时,动态增强曲线分析对定性诊断尤其有帮助;只有持续型强化曲线的病变才可考虑短期随访观察,平台型和廓清型均需考虑行活体组织检查。

依据 TIC 可以计算出最大信号强化程度（maximum enhancement，E_{max}）、初始强化斜率（E_{slope}）、放射强度曲线下面积（area under curve，i_{AUC}）等参数，代表对比剂从血管内进入血管外细胞外组织间隙（extravascular extracellular space，EES）的速率及程度，但半定量分析仅反映信号强度的改变，并不能定量反映病灶内对比剂浓度的变化，也就不能客观、精准地反映病灶的生物学特性。

近来，DCE-MRI 能够克服半定量分析所带来的不足。这种分析方法充分考虑了药代动力学对对比剂生物分布与清除的影响。目前，此类研究在临床应用较为广泛的 DCE-MRI 生物学模型为"两室模型"，即将病灶 ROI 假设为 2 个隔室容积组成的两室模型，每个"室"代表对比剂所能占据的空间，血浆作为中央室，EES 作为外周室。反映血流动力学动态变化的量化参数包括：K^{trans}，代表对比剂从中央室（血浆）渗漏到 EES 的转运系数；再分布常数（outflow rate constant，K_{ep}），代表对比剂从 EES 返回中央室（血浆）的速率常数；血浆容积分数（plasma volume，V_p）；血管外细胞外间隙容积比（volume fraction of extravascular extracellular space，V_e），代表对比剂漏出的间隙或分布间隙。此外，乳腺 DCE-MRI 也常用参考区域（reference region）模型来获得上述血流动力学参数。这种模型的优点是对动态增强扫描的时间分辨率要求不高，并且不需要动脉输入函数（arterial input function，AIF），只需要选择一个参考区域，即可进行运算并得到 K^{trans} 值。

在 DCE-MRI 数据基础上后处理得到以下定量参数。①技术：将动态多期扫描原始数据导入后处理软件，选择病灶最大层面为 ROI，尽可能选取包含病灶强化最明显的区域，排除坏死区。得到的定量参数有：K^{trans}、K_{ep} 和 V_e。②解析：利用 DCE-MRI 定量分析对乳腺癌进行诊断和鉴别诊断尚处于研究阶段。乳腺 DCE-MRI 定量分析可获取血流动力学模型及肿瘤位置的供血情况，得到外渗速率（K^{trans}）、回流速率（K_{ep}）、细胞外容积占比（V_e）、血管内容积占比（V_p）等参数，从而定量评估肿瘤的微循环特性。乳腺肿瘤组织由于

新生血管增多，血管通透性显著上升，可由 DCE-MRI 定量参数测出。定量 DCE-MRI 有望在乳腺良、恶性病变鉴别方面发挥优势。目前，大多数研究者认为乳腺癌 K^{trans} 及 K_{ep} 值明显高于良性肿瘤，两者间差异有统计学意义，且诊断灵敏度和特异度均较高，而 V_e 值是否有助于鉴别乳腺良恶性病变仍存在争议。研究表明，乳腺正常实质、良性病变及恶性病变的 K^{trans} 及 K_{ep} 值依次升高，且差异有统计学意义；而良性病变与恶性病变间 V_e 差异无统计学意义；浸润性癌与 DICS 间 K^{trans}、K_{ep}、V_e 差异均无统计学意义。因此，K^{trans} 及 K_{ep} 可用于乳腺良、恶性病变的鉴别诊断，且诊断效能较高，但对浸润性癌与 DCIS 鉴别效能较低。通过定量 DCE-MRI 对新辅助化疗的疗效进行监测，大部分学者认为新辅助化疗有效的肿瘤内 K^{trans}、K_{ep} 及 V_e 随着化疗周期增加而不断减低，在治疗后明显下降，并与肿瘤内 MVD 呈正相关。因此，K^{trans}、V_e 能反映抗肿瘤血管生成药物的疗效。K^{trans}、V_e 可早期预测新辅助化疗的最终疗效，其中 K^{trans} 是预测新辅助化疗病理无缓解的最佳指标。但目前各研究没有统一的药代动力学模型。研究者采用的方法也不同，扫描成像参数存在差异。因此，在乳腺良恶性病变的 K^{trans}、K_{ep} 值及诊断良、恶性病灶的界值、诊断灵敏度及特异度方面存在一定差异。定量 DCE-MRI 技术还需不断改进和优化，其参数用于临床乳腺疾病的诊断和鉴别诊断仍需较长时间的大样本量、多中心研究，以形成统一规范的扫描技术和计算方式，才能得出较为一致的研究结果。

2.4　其他征象分析

1）乳头回缩或内陷：乳头向内异常牵拉。

2）增强前导管内的高信号。

3）皮肤回缩：皮肤向内异常牵拉。

4）皮肤增厚：皮肤较正常增厚，可以局限，也可以弥漫。

5）皮肤受侵：皮肤内异常强化，常伴异常增厚。

6）水肿：乳房小梁增厚，伴相应的皮肤增厚。

7）淋巴结肿大：淋巴结增大、变圆，失去淋巴门的结构。

8）胸肌受侵：异常强化延伸入邻近的胸肌。

9）血肿或出血：出现由血液产生的高信号。

10）异常的信号缺失：由于伪影导致的信号空缺。

2.5 乳腺磁共振成像报告的组成

乳腺的 MRI 报告应包括病史、与既往检查片对比、扫描技术、乳房的腺体构成和背景强化、任何相关的影像学发现，最后是评估类别和建议。报告措辞应当简洁，使用术语词典里的标准词汇。书写诊断报告应当结合乳腺 X 线检查和超声检查结果。MRI 诊断报告应当注重与 X 线和超声检查结果相参照，特别是对 MRI 阳性发现与触诊、X 线和超声检查的阳性发现在空间位置的对应关系是否具有一致性的评估，对非一致的病灶尤其需要强调，以引起临床医师的关注。注重背景强化对 MRI 检出灵敏度的影响。与 BI-RADS 乳腺 X 线对腺体密度的描述相似，BI-RADS MRI 对背景强化程度进行了分类，并建议在报告中进行描述，提示 MRI 检查的灵敏度。与乳腺 X 线检查一样，BI-RADS MRI 对病变的 MRI 评价分为 0～6 类。

（1）评估不完全

BI-RADS 0 类：未定类。评估是不完全的，需要结合其他影像学检查进一步评估。由于通常进行初次乳腺 MRI 检查时已有其他影像学检查，故应尽量避免使用 0 类。常用于扫描条件不满意，或未做血流动力学成像，或需更多信息以解释目前扫描所见时。0 类的一个重要目的是期待多种方法综合评价，使得乳腺活体组织检查率降低。推荐运用适当的技术再次行 MRI 检查，或从其他影像学检查模式（乳腺 X 线摄影、超声等）获取信息，或结合以前乳腺病史及资料。当检查完备后应给出最后的综合评价分类。

（2）评估完全

1）BI-RADS 1 类（图 2-11）：阴性，恶性可能性（likelihood）为零。建议常规随访。无异常征象发现，双侧乳腺对称，无强化的肿块、结构扭曲或可疑强化病灶发现。但如果 X 线检查发现乳腺钙化，则应对乳腺 X 线图像进行认真分析，因为部分仅表现为恶性钙化而没有其他伴随征象的乳腺癌不能被 MRI 检查发现。

2）BI-RADS 2 类（图 2-12）：良性病变，恶性可能性为零。包括乳腺内淋巴结、义乳、植入体、金属异物如外科夹、退变的纤维腺瘤、囊肿、非强化的陈旧或近期瘢痕，以及含脂肪的病变，如脂性囊肿、脂肪瘤、积乳囊肿、混合密度的错构瘤等。

即使是 1 类或 2 类 MRI 评估，也建议每年行 MRI 和乳腺 X 线摄影随访。

3）BI-RADS 3 类（图 2-13）：可能有良性发现，建议短期（6 个月）随访，恶性可能性≤2%。有数据统计支持，但 3 类的使用仍较主观，一定程度上依赖于对每一类型病变的个人经验与判断。BPE 是乳腺 MRI 检查的正常表现，不应归为良性病变。然而，如果发现 BPE 表现不典型或考虑与激素变化有关，那么可归类为 3 类。内源性激素引起的良性强化可随月经周期不同而波动，当患者在不适宜的周期进行扫描，可用 3 类评估；MRI 复查应安排在最佳周期（月经来潮后第 2 周）。此外，3 类评估可用于绝经后行激素替代治疗（hormone replacement therapy，HRT）的患者或激素增强的患者，在这种情况下应停止激素替代治疗几周后复查。需强调的是，归因于激素替代治疗的不明原因的强化区域并不常见。与乳腺 X 线检查一样，如果在随访检查中发现病灶变小或强化减低，那么病灶就是良性的。MRI 评价使用 3 类评估的正确性、随访间隔和病变类型需进一步的数据积累。灶点病变一般归类为 3 类，但新出现或较前增大，应仔细评价。T_2WI 上高信号的灶点病变可评估为良性（这些灶点病变大多数代表淋巴结或小黏液纤维腺瘤）。如果灶点病变无高信号，可能不是良性的，可行随访或活体组织检查。在某些情况下（如果是新发的或增大的）灶点病变应行活体组织检查。注意恶性病灶可比周围 FGT 信号更高。非肿块样强化有别于整个背景增强，应基于形态学和血流动力学进行评估。在这些情况下，T_2WI 有助于显示相关的囊肿，这可支持诊断局灶性纤维囊性改变和良性(2 类)评估。然而,有限数据表明,线性、集丛、叶段样非肿块样强化不适合随访,因为恶性率>2%。目前,尚无研究支持对非肿块样强化使用 3 类评估。3 类的随访时间:对于 3 类评估来说,初次短期随访时间间隔通常是 6 个月,包括可能含有良性病变的病例。如果复查表现稳定,再给出 3 类评估。建议间隔第 2 个 6 个月的短时间随访,同时对对侧乳腺例行筛查。如果第 2 次复查再次表现稳定,则再次评估为 3 类,但随访时间间隔一般应延长至 12 个月。一个典型的 2~3 年随访间隔依次是:6 个月、6 个月、12 个月或以上。经过这样 2~3 年的随访,病灶表现稳定,则应评定为良性(2 类)。应强调的是,这种方法借鉴自乳腺 X 线摄影。MRI 检查进行 3 类评估的理想目标频率是<10%。随着时间推移,这个比例应逐渐降低至一个成熟的水平,接近乳腺 X 线摄影的 1%~

2%,特别是在有既往检查的情况下应更为可行。随着经验的积累,乳腺 MRI 检查已被证实对于 3 类评估的频次和假阳性结果均逐渐减低。

4)BI-RADS 4 类(图 2-14):可疑异常,需行组织学诊断,恶性可能性>2%且<95%。此类病变无特征性的乳腺癌形态学改变,但有低度至中度恶性的可能性。放射科医师应建议行活体组织检查。因为需行活体组织检查,此类虽然恶性可能性范围较宽,但暂不需进一步细分亚类。可疑的集丛强化按线样分布或叶段分布,需考虑恶性可能;不规则形态,不均匀强化或环形强化的肿块;具有任何可疑形态或血流动力学特点的局灶分布强化,这些都要考虑恶性可能。介入性检查通常在超声引导下或 X 线引导下进行,包括超声引导穿刺和乳腺 X 线引导穿刺,如果超声和 X 线不能显示,则需行 MRI 引导穿刺,随后行定位导丝放置或活体组织检查。

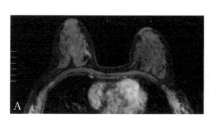
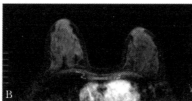
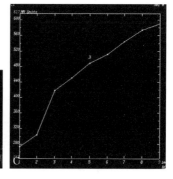

图 2-11 BI-RADS 1 类乳腺 MRI 表现

注:双侧乳腺内信号不均匀(A);增强后双侧乳腺内见弥漫轻度强化,内见散在点状轻度强化区(B);强化曲线呈缓慢上升型(C)。正常乳腺。

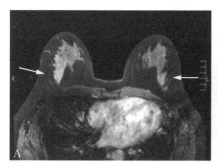
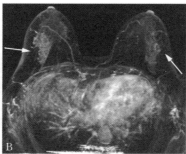
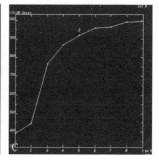

图 2-12 BI-RADS 2 类乳腺 MRI 表现

注:双侧乳腺内信号不均匀(A);增强后双侧乳腺外象限见弥漫斑片状强化区,以右侧乳腺外象限明显(B);强化曲线呈缓慢上升型(C)。

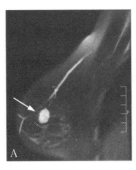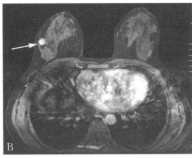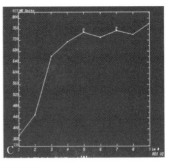

图 2-13　BI-RADS 3 类乳腺病变 MRI 表现

注：右侧乳腺外上象限见卵圆形长 T_2 信号结节，边缘清晰光滑，直径约 12 mm×10 mm(A)；增强后强化明显(B)；强化曲线呈缓慢上升型(C)。病理：右侧乳腺腺瘤。

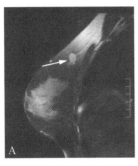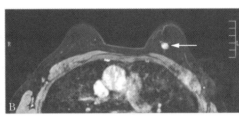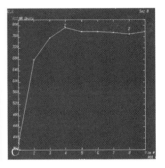

图 2-14　BI-RADS 4 类乳腺病变 MRI 表现

注：左侧乳腺内上象限内见卵圆形肿块，呈稍长 T_2 信号，边缘较清晰，大小约 14 mm×11 mm(A)；增强后明显不均匀强化(B)；强化曲线呈平台型(C)。病理：导管上皮增生癌变。

5) BI-RADS 5 类（图 2-15）：高度提示恶性，临床应采取适当措施，恶性可能性≥95%。通常单个的 MRI 恶性征象不足以归类为 5 类，需多个恶性征象或有乳腺 X 线检查及超声检查作为佐证，方可定为 5 类。

6) BI-RADS 6 类（图 2-16）：活体组织检查

证实为恶性，应采取适当措施。此类用于活体组织检查组织学已证实为恶性的术前诊断，如果恶性病变已切除或乳腺成功切除者不应使用 6 类。除已知的恶性病变外，另见其他可疑病变者应归为 4 或 5 类，以便行相应治疗。

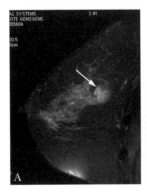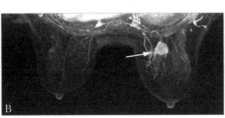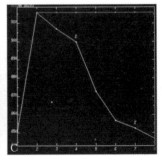

图 2-15　BI-RADS 5 类乳腺病变 MRI 表现

注：右侧乳腺不规则肿块，呈稍长 T_1、稍长 T_2 信号，边缘见毛刺及分叶，形态不规则，边界不清晰(A)；增强扫描后明显强化(B)，强化曲线呈流出型(C)。病理：乳腺癌。

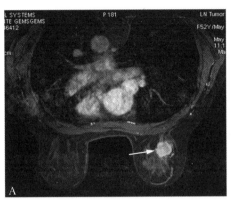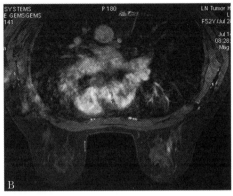

图 2 - 16 BI - RADS 6 类乳腺病变 MRI 表现

注：患者，女，52 岁，右乳 IDC 新辅助化疗 2 个疗程。MRI 平扫：化疗前长径约 32 mm(A)；化疗 2 个疗程后病变长径约 15 mm(B)，长径缩短率为 0.53，疗效为 PR。

附录

推荐如下结构式报告

乳腺几乎全部为脂肪/乳腺由散在的纤维腺体组织构成/乳腺由不均质的纤维腺体和脂肪组织构成/乳腺大部为纤维腺体组织。背景实质几乎不强化/轻度强化/中度强化/明显强化，呈对称性强化/不对称性强化。左/右乳外上象限/外下象限/内上象限/内下象限/乳晕后区/中央区/腋尾区见 T_2WI 呈高信号/等信号/低信号病变影，大小约（　　）mm×（　　）mm×（　　）mm，肿块为圆形/卵圆形/不规则形，边缘光整/模糊不规则/毛刺；内部强化均匀/不均匀/呈环形强化/分隔无强化；局灶分布/线样分布/叶段分布/区域性分布/多区域性分布/弥漫分布；内部强化均匀强化/不均匀强化/集丛强化/簇环强化；TIC 初始相呈缓慢/中等/快速强化，延迟期呈持续型/平台型/流出型；DWI 呈高信号/等信号/低信号，ADC 值为（　　）mm²/s。双侧腋窝及前纵隔无肿大的淋巴结。

乳腺癌新辅助化疗（　　）周期后复查：病灶大小、形态、信号、增强后强化区大小（　　），TIC 初始相呈缓慢/中等/快速强化，延迟期呈持续型/平台型/流出型；DWI 呈（高/等/低）信号，ADC 值为（　　）mm²/s。与新辅助化疗前对比，病灶大小、形态、信号、TIC、ADC 值改变。

（徐　姝　罗娅红）

参考文献

[1] 郭勇，王辅林，蔡幼铨，等. 乳腺肿瘤表观弥散系数与组织细胞密度相关性研究[J]. 中国医学影像学杂志，2002,10(4):241 - 244.

[2] 何翠菊. 乳腺磁共振检查及诊断规范专家共识[J]. 肿瘤影像学，2017,26(4):241 - 249.

[3] 梅昂，许建荣，华佳. 乳腺多体素¹H - MRS 研究进展[J]. 国际医学放射学杂志，2010,33(5):428 - 431.

[4] 美国放射学院. 乳腺影像报告与数据系统：乳腺影像图谱[M]. 李洁，译. 北京：北京大学医学出版社，2010.

[5] 谢瑜，李卓琳，丁莹莹. 体素内不相干运动扩散加权成像在乳腺疾病诊断中的应用及进展[J]. 中国医学影像学杂志，2017,25(2):158 - 160.

[6] AMARNATH J, SANGEETA T, MEHTA S B. Role of quantitative pharmacokinetic parameter (transfer constant：K^trans) in the characterization of breast lesions on MRI [J]. Indian J Radiol Imaging, 2013, 23(1):

19 - 25.

[7] BAE M S, PARK S Y, SONG S E, et al. Heterogeneity of triple-negative breast cancer: mammographic, US, and MR imaging features according to androgen receptor expression [J]. Eur Radiol, 2015,25(2):419 - 427.

[8] BAHRS S D, BAUR A, HATTERMANN V, et al. BI-RADS(R) 3 lesions at contrast-enhanced breast MRI: is an initial short-interval follow-up necessary [J]. Acta Radiologica, 2013,55(3):1 - 6.

[9] BOGNER W, GRUBER S, PINKER K, et al. Diffusion-weighted MR for differentiation of breast lesions at 3.0 T: How does selection of diffusion protocols affect diagnosis [J]. Radiology, 2009,253(2):341.

[10] CHIKARMANE S A, BIRDWELL R L, POOLE P S, et al. Characteristics, malignancy rate, and follow-up of BI-RADS category 3 lesions identified at breast MR imaging: implications for MR image interpretation and management [J]. Radiology, 2016, 280(3): 707 - 715.

[11] EDWARDS S D, LIPSON J A, IKEDA D M, et al. Updates and revisions to the BI-RADS magnetic resonance imaging lexicon [J]. Magn Reson Imaging Clin N Am, 2013,21(3):483 - 493.

[12] FORNASA F, PINALI L, GASPARINI A, et al. Diffusion-weighted magnetic resonance imaging in focal breast lesions: analysis of 78 cases with pathological correlation [J]. La Radiologia Medica, 2011,116(2): 264 - 275.

[13] GOSCIN C P, BERMAN C G, CLARK R A, et al. Magnetic resonance imaging of the breast [J]. Cancer Control, 2001,8(5):399 - 406.

[14] HAO W, ZHAO B, WANG G, et al. Influence of scan duration on the estimation of pharmacokinetic parameters for breast lesions: a study based on CAIPIRINHA-Dixon-TWIST-VIBE technique [J]. Eur Radiol, 2015,25(4):1162 - 1171.

[15] HARMS S E, HARMS D E, POPE K, et al. Breast MR for intraductal masses [J]. Eur J Radiol, 2012,81(Suppl 1):S59.

[16] IGARASHI T, ASHIDA H, MORIKAWA K, et al. Use of BI-RADS-MRI descriptors for differentiation between mucinous carcinoma and fibroadenoma [J]. Eur J Radiol, 2016,85(6):1092 - 1098.

[17] JEONG S J, LIM H S, LEE J S, et al. Medullary carcinoma of the breast: MRI findings [J]. Am J Roentgenol, 2012,198(5):W482 - W487.

[18] KATZ-BRULL R. Clinical utility of proton magnetic resonance spectroscopy in characterizing breast lesions [J]. J Natl Cancer Inst, 2002,94(16):1197 - 1203.

[19] KHOURY M, LALONDE L, DAVID J, et al. Breast imaging reporting and data system (BI-RADS) lexicon for breast MRI: interobserver variability in the description and assignment of BI-RADS category [J]. Eur J Radiol, 2015,84(1):71 - 76.

[20] LEE K A. Breast imaging reporting and data system category 3 for magnetic resonance imaging [J]. Top Magn Reson Imaging, 2014,23(6):337 - 344.

[21] MA Z S, WANG DA-W, SUN X B, et al. Quantitative analysis of 3-Tesla magnetic resonance imaging in the differential diagnosis of breast lesions [J]. Exp Ther Med, 2015,9(3):913 - 918.

[22] MERCADO C L. BI-RADS update [J]. Radiol Clin N Am, 2014,52(3):481 - 487.

[23] MORRIS E A. Breast cancer imaging with MRI [J]. Radiol Clin N Am, 2002,40(3):443 - 446.

[24] NAM S J, KIM E K, KIM M J, et al. Significance of incidentally detected subcentimeter enhancing lesions on preoperative breast MRI: role of second-look ultrasound in lesion detection and management [J]. Am J Roentgenol, 2015,204(3):W357 - W362.

[25] PALESTRANT S, COMSTOCK C E, MOY L. Approach to breast magnetic resonance imaging interpretation [J]. Radiol Clin N Am, 2014,52(3): 563 - 583.

[26] PEREIRA F P A, MARTINS G, VASCON CELLOS CDORD. Diffusion magnetic resonance imaging of the breast [J]. Magn Reson Imaging Clin N Am, 2011,19(1):95 - 110.

[27] RANKIN S C. MRI of the breast [J]. Br J Radiol, 2000,73(8):806 - 818.

[28] SARICA O, ULUC F, TASMALI D. Magnetic resonance imaging features of papillary breast lesions [J]. Eur J Radiol, 2014,83(3):524 - 530.

[29] SHIN K, PHALAK K, HAMAME A, et al. Interpretation of breast MRI utilizing the BI-RADS fifth edition lexicon: how are we doing and where are we headed [J]. Curr Probl Diagn Radiol, 2017,46(1):26.

［30］ SIEGMANN-LUZ K，BAHRS S，PREIBSCH H，et al. Management of breast lesions detectable only on MRI［J］. Rofo，2013，186(1):30-36.

［31］ TUDORICA L A，OH K Y，ROY N，et al. A feasible high spatiotemporal resolution breast DCE-MRI protocol for clinical settings［J］. Magn Reson imaging，2012，30(9):1257-1267.

［32］ ZHANG L，JIA N，HAN L，et al. Comparative analysis of imaging and pathology features of mucinous carcinoma of the breast［J］. Clin Breast Cancer，2015，15(2):e147-e154.

［33］ ZHU Y，ZHANG S，LIU P，et al. Solitary intraductal papillomas of the breast: MRI features and differentiation from small invasive ductal carcinomas［J］. Am J Roentgenol，2012，199(4):936-942.

3 乳腺病变

3.1　良性乳腺病变

乳腺癌发病率的日益增高，使人们对于乳腺癌越来越重视，但实际上乳腺良性疾病的发病率远远超过乳腺恶性疾病。随着乳腺 MRI 设备的发展及乳腺穿刺活体组织检查的广泛应用，更多的乳腺良性病变被检出并诊断。大部分乳腺良性病变不会增加罹患乳腺癌的风险，这些疾病无须手术切除甚至无须药物治疗，而临床上这些疾病容易被过度诊断而导致过度治疗。但有些良性病变会增加罹患乳腺癌的风险，其处理原则会有所不同，对这些疾病将在本章第 2 节中介绍。因此，正确认识乳腺良性疾病对于女性心理及生理健康也是非常重要的。

乳腺良性疾病发病年龄较低，可发生于 20 岁以上的女性，峰值年龄在 40～50 岁。乳腺良性疾病类型较多，可大致分为发育异常（异位乳腺、乳腺发育不良）、炎性及相关病变（乳腺炎、导管周围炎和脂肪坏死等）、纤维囊性改变（囊肿、腺病、上皮增生、放射状瘢痕、导管和小叶不典型增生等）、间质增生性病变（糖尿病性纤维性乳腺病、假血管瘤样间质增生）和新生物（纤维腺瘤、脂肪瘤、腺瘤、错构瘤和颗粒细胞瘤等）。

3.1.1　炎症及相关疾病

乳腺炎（mastitis）种类繁多，一些具有明确的感染媒介，一些病因不明，可能是系统疾病的局部反应，或局灶性抗原-抗体反应，称为特发性乳腺炎（idiopathic mastitis）。

（1）急性乳腺炎

1）概述：急性乳腺炎（acute mastitis）通常发生于产后前3个月，又称为产后或哺乳期乳腺炎，初产妇更为常见。是由于不正确的哺乳导致乳汁淤积，乳头皮肤皲裂，使致病微生物易于从皮肤入侵至乳房内；而产后压力较大和睡眠较少又使产妇机体免疫力下降，从而造成乳腺急性化脓性感染。急性乳腺炎是乳腺组织内小叶间结缔组织的蜂窝织炎，常可导致脓肿形成甚至败血症，有报道称可以出现中毒性休克。最常引起感染的致病微生物是金黄色葡萄球菌，第2位是链球菌类。感染几乎都是来自所喂养婴儿的鼻及咽喉。微生物被认为是通过皮肤裂隙、微小磨损或输乳管进入乳房的，几乎都可以从乳汁中培养出来。

一旦感染，患者会出现发热，乳房肿硬、发红、疼痛。小部分女性感染是亚急性或几乎是慢性的。

2）病理：急性乳腺炎病理镜下组织中见大量急、慢性炎细胞浸润，并有脓肿形成，伴纤维组织增生、胶原化。有时可伴有导管扩张，腔内细胞聚集，上皮糜烂，导管周围成纤维细胞增生，泡沫细胞聚集，小血管增生。

3）临床表现：急性乳腺炎典型临床表现为乳房局部红、肿、热、痛，同时可伴有全身感染症状如发热等。

4）MRI表现：急性乳腺炎MRI表现多样，大部分表现为T$_2$WI不均匀高信号，多区域性分布的非肿块样强化，内部为丛状小环样强化。TIC以平台型及流入型为主。脓肿形成后可见环形强化灶，中心坏死区域无强化，DWI可见高信号。

5）诊断要点：

A. 发病时间：哺乳期，最常见于哺乳的最初6周或断乳期。

B. 典型的临床症状及体征：发热、心率增快、白细胞计数增多的全身感染症状，乳房常表现为疼痛，皮肤红、肿胀、触痛。如果有脓肿形成，可触及波动感的肿块。

C. MRI表现为多发区域性非肿块强化，脓肿形成后可见典型环形强化，中心坏死区DWI高信号。

6）鉴别诊断：急性乳腺炎主要须与炎性乳癌相鉴别。急性乳腺炎多发生于哺乳期女性，全身感染症状明显（发热、白细胞计数增高），乳房局部红肿热痛。而炎性乳癌多发生于绝经后女性，乳房增大、皮肤水肿进展迅速，皮肤可见"橘皮样"改变，并很快出现结节甚至破溃，而患者临床症状尤其是全身感染症状不明显。MRI表现上炎性乳癌病灶信号不均匀，增强扫描病灶内部呈典型的网状或树枝状强化，TIC为平台型或流出型。但Rieber等认为MRI尚不能明确鉴别乳腺炎与炎性乳癌（图3-1、3-2）。

7）治疗和预后：早期可以鼓励产妇继续哺乳或使用吸乳器促使乳汁排泌通畅，减轻淤积。如果可能，应当在取得乳汁进行细菌培养后尽早使用敏感的抗生素治疗，以控制感染，并防止脓肿形成。

一旦脓肿形成，可在超声引导下进行穿刺抽吸，局麻下将脓液抽干并冲洗脓腔。反复抽吸与抗生素联合应用可消除局部脓肿。当反复抽吸无效时，必须行切开引流。通常采用放射状切口，切口部位应选择感染导管上方波动感最明显的位置。

（2）肉芽肿性乳腺炎

1）概述：肉芽肿性乳腺炎（granulomatous mastitis）是一类以肉芽肿为主要病理特征的乳腺慢性炎症，包括多个临床病种，如感染、异物及系统性自身免疫性疾病[结节病、韦格纳肉芽肿病（Wegener's granulomatosis）]等所致乳腺内肉芽肿性反应。明确病因除了组织病理学评价外，还需要做微生物和免疫学检查。在排除其他可能病因且病因不明确时称为特发性肉芽肿性乳腺炎（idiopathic granulomatous mastitis），较为多见。因

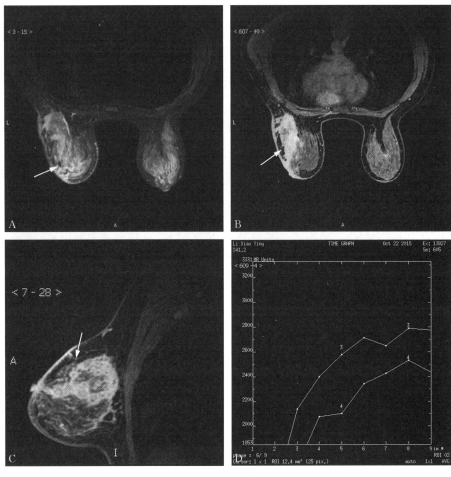

图 3-1　急性乳腺炎 MRI 表现

注：患者，女性，32 岁。哺乳 3 个月后，左乳肿痛，局部皮肤变红、皮温升高。A. STIR 序列示左乳纤维腺体水肿、T_2WI 不均匀稍高信号，局部皮肤增厚，乳头凹陷；B、C.轴位及矢状位增强扫描示左乳外上象限区域性非肿块样强化，强化不均匀，局部皮肤增厚伴强化；D. TIC 为流入型。

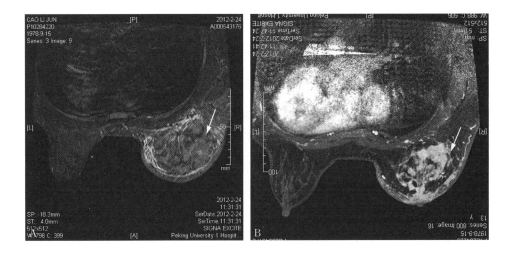

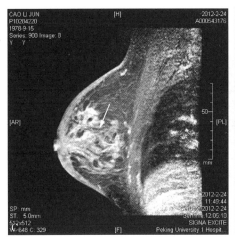
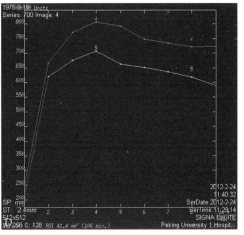

图 3－2　炎性乳腺癌

注：患者，女性，54 岁。右乳弥漫增大，皮肤红肿、增厚、变硬，可见"橘皮样"改变。A. STIR 序列示右乳弥漫 T_2WI 不均匀稍高信号，皮肤及皮下水肿；B、C. 轴位及矢状位增强扫描示右乳弥漫分布簇环样非肿块样强化，皮肤弥漫增厚伴强化；D. TIC 为流出型。

肉芽肿性炎症以乳腺小叶为中心，又称作肉芽肿性小叶炎（granulomatous lobular mastitis, GLM）。曾有研究者在肉芽肿性小叶炎的女性患者中分离出棒状杆菌，但这些结果尚需确认。此病通常出现在妊娠后大约 2 年，确诊年龄 17～42 岁，平均 33 岁，年轻经产女性最易受累。

2）病理：以小叶周围肉芽肿性炎为特征。镜下肉芽肿由上皮样组织细胞、朗汉斯巨细胞组成，伴有淋巴细胞、浆细胞，偶见嗜酸性粒细胞。星状小体不常见，巨细胞中 Schaumann 小体也未见报道。有时出现脂肪坏死和含多形核白细胞的脓肿，但并非典型特征。病变融合时会掩盖以小叶为中心的分布特点。

3）临床表现：临床症状常表现为乳房疼痛，查体时常触及坚实的肿块，而不易与乳腺癌区分，或者表现为多发的或复发的脓肿。有些肿块触诊质地较软并伴有疼痛。

4）MRI 表现：MRI 平扫表现为双乳弥漫或局灶性不对称，增强扫描表现为边界不清肿块，不均匀强化；也可表现为节段性非肿块样强化。脓肿形成后可见环形强化灶。同时伴有局部皮肤增厚、水肿。动态增强曲线被认为能够较好地鉴别良恶性病变，但很难将炎性反应与恶性病变区分开。这是因为不同阶段的炎性反应，其 TIC 类型不同。因此，肉芽肿性乳腺炎中不同患者、不同病灶甚至同一病灶不同位置可出现不同的 TIC。肉芽肿性乳腺炎 MRI 表现缺乏特异性，这些征象很难与恶性肿瘤相鉴别（图 3－3）。

5）诊断要点：年轻经产女性乳房疼痛，触诊扪及肿块。MRI 检查双乳弥漫或局灶性不对称，增强扫描见边界不清肿块伴不均匀强化或表现为节段性非肿块样强化时，应考虑本病。

6）鉴别诊断：肉芽肿性乳腺炎在临床及影像上均难与恶性乳腺癌进行鉴别。影像引导下穿刺活体组织检查常是明确诊断的唯一方法。

7）治疗和预后：特发性肉芽肿性乳腺炎推荐手术切除，需要时可添加类固醇药物治疗。即便恰当治疗，也有大约 50% 的病例可能迁延不愈、复发或出现脓肿、窦道、慢性化脓等并发症。因此，长期随访非常重要。

（3）导管扩张症/乳腺导管周围炎

1）概述：乳腺导管扩张（mammary duct ectasia）/导管周围炎（periductal mastitis）是一种乳腺无菌性炎症反应性疾病，主要发生在绝经期和绝经后妇女，其特点为乳晕下导管扩张。此病病

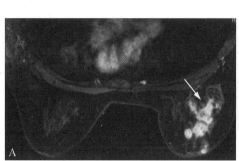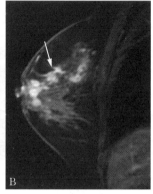

图 3-3 肉芽肿性乳腺炎

注：轴位(A)及矢状位(B)增强扫描示右乳多发成簇分布环形强化灶。

因不明。关于该病的命名有不少争议，因为有些学者认为导管扩张是原发的，而另一些学者认为导管扩张是导管周围炎引起的。Dixon 等的研究发现，未发生导管扩张的导管周围炎多见于年轻人，而同时伴有导管扩张和乳头内陷者常见于老年人。因此，推测导管周围炎症导致导管周围纤维化，导管周围纤维化进一步引起了导管扩张。但他们的研究也指出，导管周围炎和导管扩张也可能是 2 种独立的疾病，这是基于两者在年龄、临床病史和吸烟史方面都有所不同。

2) 病理：导管扩张症/导管周围炎可有多种不同的病理改变。大体标本可见扩张的厚壁导管，内有浆液性分泌物，间质纤维化。镜下导管内容物不恒定，最温和的由嗜酸性、颗粒状、无结构蛋白质组成。常混有吞噬脂质的组织细胞和脱落的导管上皮细胞。导管内的碎片中可见胆固醇结晶和钙化。炎性反应较重时，导管内可出现中性粒细胞、淋巴细胞和浆细胞。导管破坏伴有淤积物溢入乳腺基质时，可引起导管周围炎性反应。多数病例，浆细胞和肉芽肿并不是显著特征。浆细胞乳腺炎被认为是导管周围炎的一种，以导管上皮不同程度增生及导管和小叶周围出现显著、弥漫的浆细胞浸润为特征。

导管周围纤维化和弹力组织变性经常呈现层状分布，造成乳腺导管扩张症后期管壁增厚。而炎性反应不太明显，导管包裹在增厚的层状玻璃样纤维和弹性组织中，某些情况下增生活跃的肉芽组织和弹力纤维变性等硬化性病变可造成管腔狭窄或完全闭塞。

3) 临床表现：导管扩张症是常见的病理改变，在 50 岁以上的女性中，镜下检出率为 30%～40%。但是具有明显临床症状的并不多见。最早的症状可为自发性、间断性和非血性乳头溢液。进展期乳晕下可触及不规则、质硬肿块，肿块边界欠清，可与局部皮肤粘连。乳头可内陷，可伴有腋下淋巴结反应性增大，易误诊为乳腺癌。有些病例最终甚至可形成输乳管瘘。

4) MRI 表现：乳腺导管扩张症所处的病理阶段不同，其 MRI 表现不同。早期表现为乳晕下大导管扩张，周围管壁纤细，腔内可含脂肪信号，增强扫描无明显强化。病变后期出现炎性反应时可见斑片状或结节状明显强化，病灶边界清晰，但不规则。脓肿形成后可见厚壁环形强化。还可出现胸壁、乳腺纤维腺体组织水肿，皮肤增厚，乳头凹陷，腋窝淋巴结肿大，血管壁增厚，窦道等伴随征象(图 3-4、3-5)。

5) 诊断要点：乳头溢液常为乳腺导管扩张症早期主要临床表现，而进展期临床表现不典型。影像学上病变位于乳晕下，病变在不同的病理过程中其影像学表现也不相同。如果临床症状与影像学检查不能排除恶性病变时，应做穿刺活体组织检查以除外恶性。

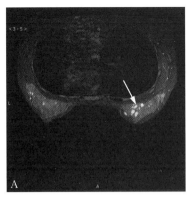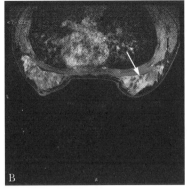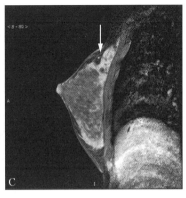

图 3-4　导管周围型乳腺炎

注：患者,50 岁。右乳乳头间断非血性溢液半年余,右乳内上象限触及质硬不规则肿块近 1 月余。A. STIR 序列示右乳外上象限囊状扩张的导管呈 T_2WI 高信号；B、C. 轴位及矢状位增强扫描示导管周围非肿块强化,导管管壁轻度强化。

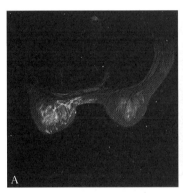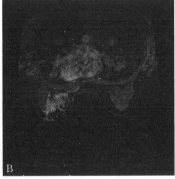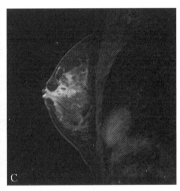

图 3-5　浆细胞性乳腺炎

注：患者,46 岁。触及乳晕下质硬肿块。A. STIR 序列示左乳晕下纤维腺体水肿呈 T_2WI 稍高信号,病变边界不清；B、C. 轴位及矢状位增强扫描示左乳片状非肿块强化,其内可见环形强化的小脓肿。

6）鉴别诊断：炎症期需与急性乳腺炎及肉芽肿性乳腺炎鉴别。乳头溢液的临床症状及病变的特殊部位（乳晕下）可以帮助鉴别。感染性乳腺炎抗炎治疗后明显好转,而乳腺导管扩张症抗炎治疗无效。

本病还要与导管内乳头状瘤导致的导管扩张进行鉴别,两者均可出现乳头溢液的临床症状,病变都位于乳晕下,但导管内乳头状瘤 MRI 表现为扩张的导管管壁强化,腔内可见强化的肿块。

7）治疗和预后：目前,尚无证据证明乳腺导管扩张症会增加乳腺癌的风险性,因此本病无须手术切除,仅需行保守治疗。

（4）脂肪坏死

1）概述：脂肪坏死（fat necrosis）是脂肪组织良性非化脓性炎性病变。继发于外伤、手术创伤或放射治疗。脂肪坏死的影像学表现与肿瘤相似。

2）病理：脂肪坏死最初的组织学改变是脂肪细胞瓦解和出血,局部变硬。几周后病变进展期可形成明显的灰黄色间以红色灶状出血的硬韧肿块。后期脂肪液化坏死可形成含油滴的空腔。病变最后转变为致密的纤维性瘢痕或留有囊腔,囊壁常可见钙化。

镜下细胞学：早期囊腔被富含脂质的组织细胞及异物巨细胞包绕,可见不同程度的急性炎细胞浸润及灶性出血。随着时间推移,成纤维细胞增生和胶原沉积,散在慢性炎细胞浸润,局灶性含铁血黄素沉积。外周纤维化包绕脂肪坏死、细胞碎片和钙化区域。反应性炎症成分被纤维化取代并挛缩成瘢痕。瘢痕中被隔离呈小腔的坏死脂肪和钙化可持续数月或数年。脂肪坏死附近的导管和小叶上皮可呈鳞状化生。有时脂肪坏死晚期仅见纤维化及钙化。

3）临床表现：脂肪坏死典型的临床表现为小的无痛性、边界不清的乳房肿块。肿块多位于乳晕周围，位置较浅表。肿块平均直径约 2 cm。小部分患者可有触痛，皮下黏连、凹陷，或乳头回缩。

4）MRI 表现：脂肪坏死的 MRI 表现与乳腺癌相似，在保乳术后与肿瘤复发很难鉴别。

由于脂肪坏死不同阶段组织细胞浸润、出血、纤维化及钙化程度不同，其影像学表现也各异。包裹的坏死脂肪 T_1WI 信号强度与饱和脂肪相

似，但由于出血及炎性成分的干扰，常表现为 T_1WI 稍低信号。纤维化常表现为肿块或结构扭曲，病变边缘伴或不伴毛刺，在 T_1WI 上可表现为高信号、等信号或低信号。钙化有时在 MRI 上表现为信号缺失，小的钙化 MRI 不易识别。

脂肪坏死病变增强后可以强化，且其强化形式及程度各异，主要取决于炎性反应的程度：可表现为局灶性或弥漫性强化，均匀或不均匀强化，病变边缘可光整、模糊甚至毛刺，强化方式可为缓慢渐进性强化或快速强化。由于脂肪的高信号有可能遮盖病灶信号增强，因此建议增强 MRI 采用脂肪抑制序列（图 3-6、3-7）。

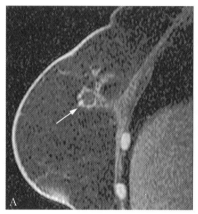
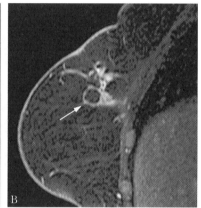

图 3-6　脂肪坏死

注：患者，女性，55 岁。浸润性小叶癌保乳术后。脂肪抑制 T_1WI 平扫（A）及增强扫描（B）：肿块边界清，内部为脂肪信号，增强扫描可见环形强化。

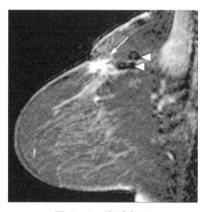

图 3-7　脂肪坏死

注：患者，女性，78 岁。浸润性导管癌保乳术后 6 年。矢状位 T_1WI 增强扫描，术区金属夹（箭头）及肿块伴毛刺（箭）。穿刺活体组织检查证实为脂肪坏死。

5）诊断要点：创伤或手术、放疗后触及乳房浅表肿物时，应考虑到脂肪坏死的可能性，应将其作为重要的诊断依据之一。脂肪坏死的影像表现与病变炎性反应的程度、脂肪液化程度及纤维化程度相关，常难与乳腺癌进行鉴别，诊断不明确时需要行穿刺活体组织检查以确诊。如果病变内部 MRI 信号与邻近脂肪信号一致，且增强扫描后没有强化，则可以帮助诊断脂肪坏死。

6）鉴别诊断：主要与乳腺癌相鉴别，两者在临床症状及影像学表现上均难以鉴别。典型的创伤及手术、放疗病史可以提示脂肪坏死的可能，但有时还是难以与保乳术后肿瘤复发相鉴别。良、恶性难以判断时可定期随访或穿刺以明确诊断。

7）治疗和预后：脂肪坏死一旦明确诊断，无须治疗。

3.1.2 纤维囊性改变

纤维囊性改变（fibrocystic changes）是最常见的乳腺良性疾病，好发于 20～50 岁绝经前女性。常累及双侧乳腺，呈多灶性。临床常表现为乳房疼痛，可触及质软结节。纤维囊性改变的病因不明，但雌、孕激素比例失调（雌激素水平明显高于孕激素水平）被认为与疾病发生有关。纤维囊性改变由囊肿和实性病变构成，包括腺病、上皮增生（伴或不伴不典型增生）、放射状瘢痕及乳头状瘤。而近几年的研究重点在于这一大类良性病变是否会成为乳腺癌的高危因素。Dupont 与 Page 首次将纤维囊性病变分类为非增殖性病变（如囊肿、乳头状大汗腺化生、轻度上皮增生、非硬化性腺病、导管周围纤维化等），增殖性病变不伴非典型增生（普通型导管增生、硬化性腺病、放射状瘢痕等），伴有非典型增生的增殖性病变（导管和小叶不典型增生）。研究显示，与普通人群相比，非增殖性病变不会增加罹患乳腺癌的风险，而患有增殖性病变的女性其乳腺癌发病的风险高于普通人群。不伴有非典型增生的增殖性病变的女性，其罹患乳腺癌的相对风险为 1.3～1.9，而导管及小叶不典型增生的女性，其罹患乳腺癌的相对风险高达 3.9～13.0。大量研究数据显示，乳腺活体组织检查证实的纤维囊性病变中大部分（70% 以上）病变为非增殖性病变。除了纤维囊性病变的组织学特征，患者活体组织检查确诊时的年龄和乳腺癌家族史也是决定乳腺癌发病风险的重要因素。Hartmann 等的研究显示，对于确诊不典型上皮增生的患者，年轻女性乳腺癌的发病风险是 55 岁以上女性的 2 倍。纤维囊性病变中增生性病变详见本章第 2 节。

（1）囊肿

1）概述：囊肿（cyst）是充满液体的圆形或卵圆形结构。35～50 岁女性中约 30% 乳房中可见囊肿，超声检查很容易区分出病灶的囊实性。

如果超声检查发现囊肿内部有回声或细小分隔、囊壁增厚或不规则、后方声影增强消失时，则将其诊断为复杂囊肿或不典型囊肿。Venta 等认为复杂囊肿的恶性可能性约为 0.3%，建议随访。

积乳囊肿（galactocele）较少见，其形成与哺乳有关。在泌乳期，输乳管阻塞或乳汁排出不畅时，乳汁淤积而形成的囊肿。其内容物为乳汁或乳酪样物。多见于哺乳女性产后 1～5 年。

2）病理：囊肿来源于终末导管小叶单位，囊肿上皮内层为上皮层，外层为肌上皮层。有些囊肿上皮明显变薄甚至消失，少数囊肿内层上皮大汗腺化生，胞质充满嗜酸性颗粒和顶端胞质突出。

积乳囊肿衬覆非乳头状立方上皮，囊肿内含乳汁样液体，浓缩的分泌物质软、干酪样。完整的囊肿由薄厚不一的纤维壁包裹。细针吸取的组织中可见坏死细胞、核碎片，伴有炎性细胞，并可出现深染的非典型性细胞核，这些细胞可能被误诊为癌细胞。如果囊内容物吸取后病变仍没有消退，则应切除并行活体组织检查。

3）临床表现：大部分微小囊肿无临床表现。囊肿增大到一定程度时，临床可触及肿块，常难与实性肿块鉴别。积乳囊肿于产后可触及光滑、活动、无痛性肿块。囊肿内容物渗漏时，会继发感染，可出现红肿热痛的局部体征及全身感染症状。

4）MRI 表现：单纯囊肿在 MRI 上表现为典型的液体信号，即 T_1WI 低信号，T_2WI 高信号，囊壁纤细或无壁，增强扫描病变无明显强化。

复杂囊肿 MRI 表现为 T_2WI 低信号，T_1WI 高信号，增强扫描后没有强化（图 3-8）。如果 MRI 出现这种典型的表现，即可诊断为复杂囊肿，无须行不必要的活体组织检查。

根据积乳囊肿囊内容物的成分不同，其在 MRI 上的表现也不同。如果囊内水较多，则表现为长 T_1、长 T_2 的液体信号。如果囊内脂肪或蛋白质含量较高，则 T_1WI 和 T_2WI 均呈明显高信号，脂肪抑制序列有时可表现为低信号，T_1 反相位有时可见信号减低；增强扫描囊壁可轻中度强化。

囊肿伴感染时囊壁增厚，并可见环形强化（图 3-9）。

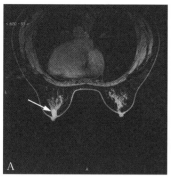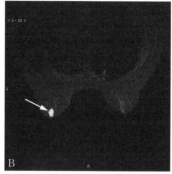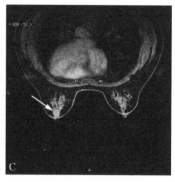

图 3-8　复杂囊肿

注：A. T$_1$WI 示左乳晕后方高信号肿块，边界清；B. STIR 序列示肿块 T$_2$WI 明显高信号；C. 增强扫描示肿块未见强化。

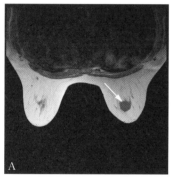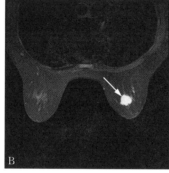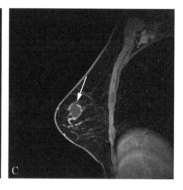

图 3-9　囊肿伴感染

注：A. T$_1$WI 示右乳类圆形低信号肿块，边界清；B. STIR 序列示肿块 T$_2$WI 明亮高信号，囊壁略厚；C. 矢状位 T$_1$WI 增强扫描示病灶囊壁强化。

5）诊断要点：超声检查能够精准地判断单纯囊肿，MRI 示典型的液体信号能够精准地诊断囊肿。而哺乳史可以帮助判断积乳囊肿。当出现红、肿、热、痛等感染症状及体征时，应考虑囊肿伴感染的可能。

6）鉴别诊断：临床触及质硬的肿块时，需与乳腺癌进行鉴别。典型的 MRI 或超声检查表现可以明确诊断，而无须行穿刺活体组织检查。

积乳囊肿针吸抽取内容物后如果病变没有消退，应切除并行活体组织检查。

囊肿伴感染时，MRI 表现为环形强化，需与乳腺癌的环形强化相鉴别。T$_2$WI 明亮高信号、囊内容物无强化、无囊壁结节可以帮助诊断囊肿伴感染。

7）治疗和预后：亚临床型的微小囊肿无须治疗。囊肿体积较大时，可穿刺针吸抽取内容物。囊肿伴感染时应及时抗炎治疗。

（2）腺病

1）概述：腺病通常作为纤维囊性改变的增生性病变的一部分，主要来源于终末导管-小叶单位。上皮和肌上皮参与了腺病的发生，病变特征以小叶为中心。绝经前妇女的腺病以腺体为主，而绝经后妇女则常见硬化，并且缺少腺体成分。

2）病理：腺病中细胞最丰富的是旺炽型，是腺病中常见的生长形态。小导管和小叶腺体增生，严重扭曲，常掩盖背景中的小叶结构。增生的结构拉长、扭曲、缠绕，造成导管切面过多。

小管和腺体的衬覆上皮细胞呈扁平、立方或略呈柱状，排列成单层或双层，被肌上皮细胞包绕。细胞增大和核多形性增加见于旺炽型腺病。胞质内黏液空泡和印戒细胞不出现在旺炽型腺病良性腺上皮中。腺腔分泌物可钙化,但发生率和广泛程度不及硬化性腺病。上皮和肌上皮细胞核分裂象非常少见。

3) 临床表现:可无明显临床症状,或表现为与月经周期相关的乳房疼痛及乳房肿块。

4) MRI 表现:增生的小导管及小叶腺体在 T_1WI 上与正常乳腺实质信号相似,为低-中等信号。T_2WI 上信号强度与增生组织的含水量相关。当导管、腺泡显著扩张,分泌物潴留时可形成囊肿。动态增强扫描可见多发小片状或大片状渐进性非肿块样强化,随着时间延长,强化程度逐渐增高,强化范围逐渐增大。增生程度越严重,强化越明显。

乳腺腺病影像学表现可以多样,与腺病所处的不同病理变化阶段有关,有时与乳腺癌难以鉴别(图 3-10)。

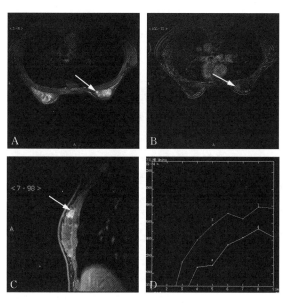

图 3-10 普通乳腺腺病

注:A. T_2WI 示右乳内侧稍高信号,边界不清;B. 动态增强扫描早期减影图像示左乳病变轻度强化;C. 矢状位延时期示病灶明显强化;D. TIC 为流入型。

5) 诊断要点:患者多为 30~40 岁女性,临床症状(乳房疼痛、扪及肿块)与月经周期有关,月

经结束后症状明显缓解。MRI 动态增强多表现为多发小片状或大片状非肿块强化,延迟强化。

6) 鉴别诊断:局限性腺病尤其是伴有结构不良时,在临床症状和影像学表现上均需与乳腺癌相鉴别。

7) 治疗和预后:普通乳腺腺病不会增加患癌概率,无须手术治疗。

3.1.3 间质增生性疾病

(1) 假血管瘤样间质增生

1) 概述:假血管瘤样间质增生(pseudoangiomatous stromal hyperplasia of the breast, PASH)是乳房间质非特异性良性肌成纤维细胞增生性病变。这种病变常常是显微镜下偶然发现的,但有些也可触及无痛性边界清楚的肿块或影像上表现为肿块。该病多发生于绝经前女性或使用激素替代治疗的老年女性,其组织学改变与正常黄体期的乳腺间质改变相似,因此认为孕激素刺激可能与该病的发生有关。该病常与其他乳腺疾病伴发,因而常被忽视及误诊。

2) 病理:PASH 大体病理表现为表面光整的肿块,切面呈白色,质地坚韧。镜下肿瘤由间质和上皮成分混合构成,其中小叶和导管被增多的间质分隔开。最醒目的组织学表现为小叶内和小叶间间质中复杂的相互吻合的裂隙状腔隙,其中一些腔隙的边缘有梭形间质细胞,与内皮细胞相似。电镜检查证实这些腔隙是由于胶原纤维的分离和变形所致,梭形间质细胞为肌成纤维细胞。此病理改变应与血管肉瘤等真性血管病变相鉴别。

3) 临床表现:PASH 临床及影像学表现缺乏特异性,需行病理学检查明确诊断。

4) MRI 表现(图 3-11):MRI 影像学可见较大肿块,T_1WI 等信号与肌肉相似。STIR 序列呈不均匀高信号,病灶内多发裂隙样高信号。增强扫描病灶明显强化,并可见扩张的供血血管,TIC 多为 Ⅰ 型,少数为 Ⅱ 型。而裂隙样结构增强后无明显强化。部分学者报道病灶内可见囊性病变。

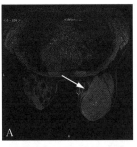
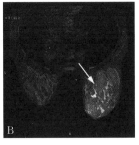
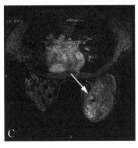

图 3-11 假血管瘤样
间质增生

注：A. T_1WI 示右乳巨大等信号肿块，其内可见裂隙样低信号；B. STIR 序列示病灶信号欠均匀，其内可见裂隙样高信号；C. 增强扫描示病灶明显强化，但裂隙样结构无强化。

病灶 ADC 值较良性病变高，此特征可与叶状肿瘤、高分化血管肉瘤及间叶细胞来源的恶性肿瘤相鉴别。

5）诊断要点：PASH 缺乏典型的临床和影像学表现。绝经前女性或有激素替代治疗的病史，MRI 检查示肿块内裂隙样长 T_1、长 T_2 信号，增强扫描裂隙无强化，ADC 值高于良性病变，可能为诊断提供一些帮助，但最终确诊仍需行病理学检查。

6）鉴别诊断：术前多数被误诊为纤维腺瘤。病灶 ADC 值较高，可除外部分恶性病变，但需与纤维腺瘤、错构瘤等良性肿瘤相鉴别。术后病理易与高分化血管肉瘤混淆。因此，免疫组织化学标记血管是非常必要的。

7）治疗和预后：推荐的治疗方法为局部大范围切除，虽然 PASH 有可能复发，但患者总体预后良好。

3.1.4 良性肿瘤

（1）纤维腺瘤

1）概述：纤维腺瘤（fibroadenoma）是乳腺最常见的良性肿瘤（neoplasms），在无症状女性中其发生率高达 25%。肿瘤起源于终末导管小叶单位的上皮和间质。其发生可能与乳腺组织对雌激

素反应过强有关。其发病年龄从儿童到超过 70 岁，平均发病年龄约 30 岁，中位发病年龄约 25 岁。纤维腺瘤通常为单侧，约 20% 为单侧或双侧多发。Dupont 等研究发现纤维腺瘤是否增加乳腺癌的相对风险取决于病变上皮增生的程度（复杂性纤维腺瘤）、周围乳腺组织的增生及乳腺癌的家族史。

2）病理：大体检查表现为纤维腺瘤有假包膜，与周围乳腺实质分界清楚，通常呈圆形或卵圆形，也可呈分叶状，切面肿瘤膨胀性生长，多呈灰白色，并可见小的斑点状灰黄或灰红色质软区域，常可见裂隙。肿瘤大多直径 <3 cm，体积较大的纤维腺瘤（直径 >10 cm）常见于青春期女性，又称为巨大纤维腺瘤。镜下纤维腺瘤既有上皮，又有间质成分，其组织学特征取决于何种成分为主。上皮成分形成界线清楚的腺样和导管样腔隙，被覆立方或柱状上皮。间质成分由结缔组织构成，含有不等量的酸性黏多糖和胶原。在陈旧性病变和绝经后患者，间质可发生玻璃样变、钙化。管内型是指间质成分将腺体挤压成裂隙状或分支状，而管周型是指腺体保持圆形。而 2 种形态常混合存在。

纤维腺瘤的间质形态多样，但基本保持同质性。间质的细胞密度与肿块大小无关。少见的间质类型包括平滑肌化生，还可见到脂肪分化，具有多个深染细胞核的巨细胞，这些细胞并不影响病变的临床过程。绝经后女性常见骨软骨化生。有时可见明显的黏液变。纤维腺瘤的上皮成分可以发生鳞状化生、囊肿、导管增生、腺病和大汗腺化生。

复杂性纤维腺瘤是指纤维腺瘤伴有乳腺其他增生性改变，如硬化性腺病、腺病、乳头状大汗腺化生、导管上皮增生、直径 >3 mm 的囊肿或上皮钙化等，约占 50%。可见明显的上皮增生。其发生乳腺癌的风险性较普通型纤维腺瘤高。

幼年性纤维腺瘤（juvenile fibroadenoma）占所有纤维腺瘤的 4%，多数患者年龄 <20 岁。显微镜下，幼年性纤维腺瘤以细胞丰富的间质和上皮增生为特征，形态常为管周型。

纤维腺瘤在妊娠和哺乳期可发生部分、次全

或全部梗死。有人认为，这可能是由于乳腺代谢活动增加而相对供血不足所致。

3）临床表现：纤维腺瘤最常见的症状为患者自检到无痛、质硬、边界清楚的孤立肿块，活动度好，与皮肤及深部组织无粘连。

4）MRI 表现：纤维腺瘤 MRI 典型表现为边界清楚的肿块，肿块内低信号分隔，T_2WI 高信号（较黏液或囊肿信号略低）。增强扫描病灶常表现为先中心再周围的离心性强化方式。TIC 大部分为流入型，也可为平台或流出型曲线。病灶可明显强化，其强化程度取决于纤维腺瘤纤维化或硬化的程度，部分纤维化时病灶呈部分强化，而硬化性纤维腺瘤几乎没有强化，呈低信号改变。如图 3-12 所示。

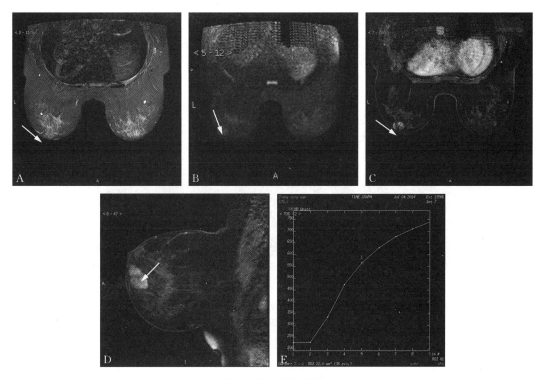

图 3-12　纤维腺瘤

注：A. STIR 示左乳晕下 T_2WI 等信号肿块；B. DWI 示肿块呈稍高信号；C、D. 轴位及矢状位增强扫描见肿块强化，其内可见条状低强化分隔；E. TIC 为流入型。

5）诊断要点：临床触及无痛、质硬、活动度好的肿块。MRI 见边界清楚、T_2WI 高信号肿块，内部可见低信号分隔。

6）鉴别诊断：需与叶状肿瘤进行鉴别。叶状肿瘤通常体积较大，增长较为迅速。MRI 见肿块呈分叶状，肿块内出现出血、囊性变、T_2WI 信号稍低时，应考虑叶状肿瘤的可能性。

7）治疗和预后：首选手术切除，以取得活体组织检查标本而最终明确诊断。如果穿刺活体组织检查确诊为纤维腺瘤，可行保守治疗以取代手术切除。一些微创技术如超声引导下肿块消融术成为更多患者的选择。对于比较小的病灶，可定期随访。

对于年龄在 10～18 岁幼年性纤维腺瘤的患者，因为肿块可以达到直径 10～20 cm，通常建议手术切除。

（2）错构瘤

1）概述：乳腺错构瘤（hamartoma）为正常的乳腺组织异常排列组合而形成瘤样肿块，由不同比例的腺体组织、脂肪及纤维构成，是较为少见的良性病变。本病病因不明，但认为是一种发育障碍所致，而非真正的肿瘤病程。

2）病理：大体标本边界清楚、边缘光整。镜下错构瘤有 2 种常见组织学亚型。腺脂肪瘤（adenolipoma）肿瘤组织由不同比例的成熟脂肪和乳腺实质混合构成，受压而萎缩的乳腺组织形成假包膜并将其与周围组织分隔开。病变内的小叶和导管结构正常，很少或无增生性改变，仅仅是组织分布异常。软骨脂肪瘤（chondrolipomas）由成熟脂肪组织和玻璃样软骨组成。

3）临床表现：错构瘤最常发生于绝经前女性。临床表现为孤立的、边界清楚的无痛性质软肿块，活动度好，无皮肤粘连。妊娠期和哺乳期

肿块迅速增大，也可表现为双侧乳腺显著不对称。

4）MRI 表现：错构瘤中成熟脂肪成分在 MRI 上表现为 T_1WI 和 T_2WI 高信号，脂肪抑制序列呈明显低信号。纤维组织表现为低信号。纤维腺体成分表现为等信号。根据错构瘤脂肪、腺体及纤维成分所占比例的不同，其 MRI 表现为不同比例的混合信号。如以脂肪成分为主，则表现为高信号中可见低或等信号区，如以腺体和纤维为主，则表现为低/等信号中散在高信号。增强扫描软组织成分可见强化。如图 3－13 所示。

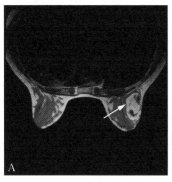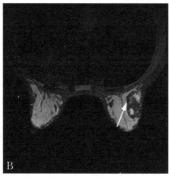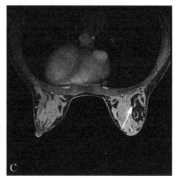

图 3－13　右乳错构瘤

注：A. T_1WI 示右乳混杂信号肿块，大部为高信号；B. T_2WI 脂肪抑制序列示肿块大部为低信号，其内可见片状高信号；C. 轴位 T_1WI 增强扫描，肿块边界清楚，T_1WI 高信号成分脂肪抑制序列为低信号且无强化。病灶内少许软组织成分可见强化。

5）诊断要点：临床触及无痛、活动度好的孤立肿块。MRI 信号混杂，其内可见脂肪信号，增强扫描软组织成分可见强化。

6）鉴别诊断：需与含脂肪信号的其他肿瘤如脂肪瘤、积乳囊肿等相鉴别。脂肪瘤由成熟脂肪构成，其内可见少许纤细的分隔，但无乳腺实质及纤维成分，因此不表现为混杂信号。积乳囊肿囊壁较厚，可与错构瘤相鉴别。

7）治疗和预后：目前的治疗原则为手术切除。

（3）腺瘤

1）概述：乳腺腺瘤（adenoma）是源于单纯上皮的良性肿瘤，可分为管状、泌乳性、大汗腺化生、导管性和多形性腺瘤。其中管状腺瘤和泌乳性腺瘤最为常见，常发生于生育年龄的女性。

2）病理：管状腺瘤大体表现为边界清楚、质硬、结节状、切面呈淡黄色。镜下可见假包膜将其与周围乳腺组织分隔开，并由紧密排列的均匀一致增生的小管状或腺泡结构构成，伴有少量间质。这些小管内衬单层上皮细胞和外层肌上皮细胞，光镜和电镜下与正常乳腺腺泡类似，管腔内常含有嗜酸性物质，扩张的管腔内有时可见针状微小钙化。

泌乳性腺瘤大体表现为界限清楚、分叶状，切面呈褐色，质地较管状腺瘤软。镜下病变边缘呈分叶状，由腺管构成，内衬具有分泌现象的立方上皮细胞，与妊娠期或产褥期乳腺分泌现象完全相同。

曾有学者认为，管状腺瘤与泌乳性腺瘤可通

过基质的缺乏而与纤维腺瘤和乳头部腺瘤区分开,但 O'Hara 与 Page 等学者的回顾性研究显示,伴有泌乳改变的纤维腺瘤和泌乳性腺瘤及管状腺瘤之间有过渡,因此提示所有这些病变可能具有相同的发病机制。

3)临床表现:管状腺瘤多见于年轻女性,临床特征与纤维腺瘤相似,可触及单个边界清楚的质硬肿块,活动度较好。X 线表现类似无钙化的纤维腺瘤。

泌乳性腺瘤常见于妊娠期和产褥期女性,常可触及单发或多发边界清楚的肿块,活动度好,肿块较小(直径<3 cm)。

4)MRI 表现:T_2WI 表现为不均匀高信号,病灶内可见斑点状 T_2WI 明显高信号。增强扫描呈渐进性不均匀强化。

5)诊断要点:年轻女性或妊娠产褥期女性,临床触及无痛、活动度较好肿块。MRI T_2WI 混杂高信号,增强扫描呈渐进性不均匀强化。

6)鉴别诊断:管状腺瘤在妊娠期和产褥期肿块明显增大,需与恶性病变进行鉴别。此期乳腺实质相对比较致密,超声及 X 线难以鉴别时,需行 MRI 增强检查。

7)治疗和预后:泌乳性腺瘤可以自行萎缩消失,但如果肿块较大、具有占位效应时,应考虑手术切除。如果患者不考虑哺乳,也可行药物治疗。

(郭 丽 秦乃姗)

3.2 交界性病变

交界性病变是指伴有明显恶性变风险的良性乳腺疾病,包括乳头状瘤、放射状瘢痕/复杂硬化性病变、不典型增生及黏液囊肿样病变等病变类型。

Dupont 与 Page 首次将纤维囊性病变分类为非增殖性病变,增殖性病变不伴非典型增生(普通型导管增生、硬化性腺病、放射状瘢痕等),伴有非典型增生(导管和小叶不典型增生),其中后两者具有向恶性病变转变的可能。当确诊为乳腺高危病变后,应认识到病变发展为乳腺癌的风险较

高,但由于风险程度各异,相应的临床诊断、干预及随访的措施也不同。

3.2.1 乳头状瘤

(1)概述

乳头状瘤(papilloma)是具有乳头样结构的良性上皮增生性乳腺疾病,可以发生在由乳头至终末导管-小叶单位的任何部分。可分为中央型和外周型乳头状瘤 2 种,分别发生于乳晕下区大导管(中央型)和末梢导管小叶单位(周围型),两者有很大区别,前者发生率占 70%～90%,而后者癌变的风险(高达 30%)显著高于前者。

1)中央型:起源于乳腺大导管上皮。发病与雌激素过度刺激有关,多见于 35～55 岁的经产女性。多数位于乳腺中央区,肿块生长缓慢,肿瘤直径从 3 mm 至数厘米不等。多数患者无明显临床症状,有症状时可引起血性或浆液性乳头溢液,通常触及不到肿块,但肿块较大时可能触及。当乳头状瘤所在导管扩张,并且两端闭塞形成明显的囊样形态时,也被称为囊内乳头状瘤。

2)周围型:多见于 40 岁左右的女性。临床常在乳腺周围区域扪及边界不清的颗粒状增厚区,当病灶成簇生长时,有时可触及肿物;病灶距乳头较远,早期可有隐痛。多数无明显临床症状,较少出现乳头溢液,可表现为乳腺肿块,边缘清或不清,可单侧或双侧发病,术后复发的可能性较大。

(2)病理

1)中央型:临床可触及肿物的病变,肉眼表现为扩张的导管,导管壁附着质软肿块;镜下表现为扩张的导管包绕肿瘤,在纤维血管基质中,覆盖肌上皮细胞和腺上皮细胞的纤维血管束在导管管腔内形成树枝状结构。

2)外周型:除非伴发其他病变,外周型乳头状瘤通常在显微镜下才能观察到;病变通常呈多发性,起源于末梢导管小叶单位(terminal duct-lobular unit,TDLU),可向大的导管延伸;组织学特征基本同中央型。

(3)临床表现

1)发病年龄:多见于 35～55 岁的经产女性。

2）典型临床症状及体征：中央型乳头状瘤最常见的表现为单侧单孔乳头溢液，常为血性或浆液性，部分患者体格检查时可在乳晕区扪及结节状病灶，挤压肿瘤所在区域，乳头相应乳管开口处可有血性或其他性质液体溢出。外周型乳头状瘤多表现隐匿，有时可有血性或浆液性溢液，当乳头状瘤成簇生长时，有时可触及肿物。

3）所有诊断为导管内乳头状瘤的病变，尤其是外周型导管内乳头状瘤，均可常规行包括病变乳导管在内的区段切除术。

（4）MRI 表现

关于乳头状瘤 MRI 表现的研究近年逐渐增多。乳头状瘤的 3 个主要 MRI 特征是乳晕后区、均匀强化及导管扩张。乳头状瘤在 T_1WI 上呈等信号，在脂肪抑制 T_2WI 上呈等或稍高信号，导管内肿块在 T_2WI 上可能被导管内容所遮蔽。增强扫描表现为伴有导管扩张的圆形或椭圆形点状/肿块状强化，明显强化，非肿块样强化可表现为线样或卵石样分布，其 TIC 常呈非特异性，既可表现为缓升型、平台型，也可表现为廓清型。MRI

示左乳乳头后中线稍偏内见一卵圆形高信号肿块影，增强扫描可见明显尚均匀强化（图 3－14、彩图 5）。MRI 示左乳内下混杂 T_1 稍高信号团块影（图 3－15、彩图 6），考虑导管扩张并含蛋白或出血成分积液，增强后局部见小结节、条片状强化影，TIC 呈缓升型强化曲线；病理学检查示（左侧）乳腺导管内乳头状瘤伴局部导管上皮普通型增生及钙化。不典型的乳头状瘤可显示出线状或节段性的分布特点。导管扩张对诊断该病有重要价值，缺乏该征象的患者诊断困难。目前，还没有明确的 MRI 形态学或血流动力学特征来预测乳头状瘤向恶性肿瘤的发展。

（5）诊断要点

乳头状瘤 MRI 特征是病变位于乳晕后区、均匀强化及导管扩张。

（6）鉴别诊断

1）乳头状癌：乳头状癌好发于老年女性，以乳头溢液/血和/或乳房肿块为主，大部分乳头状癌表现为非肿块样强化，以线样或段样为主，强化病变内部主要为集丛状强化，可均匀、不均匀或环

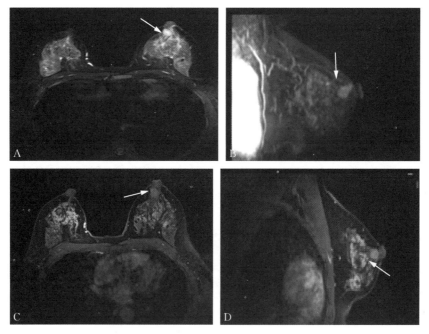

图 3－14　导管内乳头状瘤 MRI 表现（一）

注：抑脂 T_2WI（A）、矢状位增强减影 MIP 图（B）、横轴位与矢状位左乳高分辨延迟强化（C、D）显示左乳头后肿块。

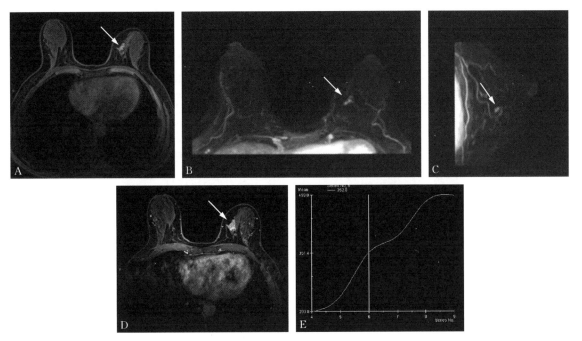

图 3 - 15 导管内乳头状瘤 MRI 表现(二)

注：A. T_1WI 抑脂；B、C. 增强减影 MIP 图像；D. 高分辨延迟强化；E. TIC。

形强化,乳头状瘤表现为均匀强化;当两者均表现为结节/肿块时,乳头状癌呈卵圆形或圆形,边界不规则,可见浅分叶及棘状小突起,乳头状瘤边缘光滑结节/肿块;乳头状癌多为多发病灶,乳头状瘤多为单发。

2)纤维腺瘤:纤维腺瘤较大及表浅时,查体可触及。超声检查多表现为边界清晰、形态规则的低回声肿物,有时可有小分叶存在,BI-RADS 分级多为 2～3 级。钼靶可表现形态规则、边界清晰的等密度或略高密度肿物影,BI-RADS 分级多为 3 级。

3.2.2 放射状瘢痕/复杂硬化性病变

(1)概述

乳腺放射状瘢痕(radial scar)/复杂硬化性病变(complex sclerosing lesion)是一种因小叶的结构扭曲变形而致良性硬化性乳腺病变,其发病机制目前尚不清楚,可能与乳腺组织硬化、乳腺小叶结构破坏有关。有学者提出将直径＜1 cm 的病变称为放射状瘢痕,而直径＞1 cm 的病变或由几个紧密相连的纤维弹性区组成的病变称为复杂硬化性病变。该病变不是真正的瘢痕,与创伤或手术无关。据报道,这类病灶的患者乳腺癌发生的风险提高 5%～30%。

由于放射状瘢痕在临床上是隐匿性疾病,通常在乳房筛查(包括体格检查及影像学筛查)中偶然发现。在高达 37% 的放射状瘢痕病例中,可出现中心密度和微钙化,这使得该病较难与浸润性癌进行鉴别。如影像学怀疑,则需要建议行活体组织检查。诊断为放射状瘢痕后,患乳腺癌的相对风险为 1.8,并发非典型增生时患癌风险为 5.8。由于与管状癌、IDC 和 DCIS、LCIS 和不典型导管增生(atypical ductal hyperplasia,ADH)相关,放射状瘢痕被认为是一种高危病变。

(2)病理

较小的病变肉眼检查不易被发现,病变较大时可形成不规则硬块。乳腺放射状瘢痕/复杂硬化性病变组织学特征为中央纤维弹性核,具有放射状导管和小叶,表现为各种增生变化,病灶内可见乳头状瘤或硬化性腺病区,中心瘢痕周围导管可伴任何形式导管增生(如不典型增生、DCIS等)。显微镜下,病变呈星芒状,中心区可见透明变性的致密胶原纤维,有时存在明显的弹力纤维变性。因导管上皮和间质成分相互作用和影响,致病变弥散,纤维组织呈放射状增生,腺体扭曲变形,使其无论在大体标本上或显微镜下均与管状癌或低级别 IDC 表现相似。

(3)临床表现

乳腺放射状瘢痕/复杂硬化性病变常见于20～50 岁女性,尤以 30 岁左右多见。放射状瘢痕临床表现无特异性,常以无痛性乳腺包块或体检意外发现异常而就诊。病因学上多认为是与内分泌紊乱(雌激素水平)相关的腺体实质和间质组织增生,形成放射状瘢痕样改变。在乳腺 X 线普查人群中仅为 0.03%～0.09%,但是在尸体解剖研究中,乳腺放射状瘢痕的发病率可高达 28%。乳腺放射状瘢痕具有发展为浸润性癌灶和原位性导管癌的可能,其临床表现缺乏特异性,多数患者有不能触及或较小的肿块,呈多发性或双侧性。

(4)MRI 表现

MRI 可表现肿块、非肿块病灶或点状病灶,以形态不规则的肿块表现多见,边缘模糊,可见毛刺;通常在不压脂的 T_1WI 序列上常呈等或稍低信号,T_2WI 上病灶呈稍高信号并向周边延伸,边缘毛糙呈星芒状;增强扫描表现为形态不规则病灶,边界欠清,伴或不伴腺体结构扭曲,部分病灶可表现为星芒状小肿块强化,增强后对比剂的摄取不等,强化曲线一般不具有特异性。放射状瘢痕在乳腺 X 线检查中表现为结构扭曲,而在 MRI 上可以没有强化表现,病变的不增强有利于良性过程,增强提示潜在的恶性肿瘤。DWI 呈轻度或无弥散受限,ADC 值减低不明显。MRI 示右乳头上缘平面中线偏外侧区不规则条片状强化灶,病灶局部区域腺体结构纠集显著,呈缓升型强化曲线,病理示(右侧)乳腺放射状瘢痕伴纤维囊性增生症,部分导管上皮普通型增生,合并纤维腺瘤(图 3－16、彩图 7)。MRI 示左乳上部中线区星芒状不规则异常强化影并局部弥散受限,邻近腺体结构纠集,ADC 值约为 0.902×10^{-3} mm^2/s,绘制其 TIC 呈速升-平台型强化曲线;病理示(左侧)乳腺复杂性硬化性病变合并纤维腺瘤,局灶导管上皮普通型增生(图 3－17、彩图 8)。

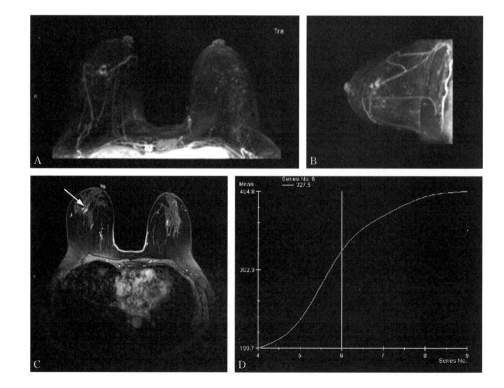

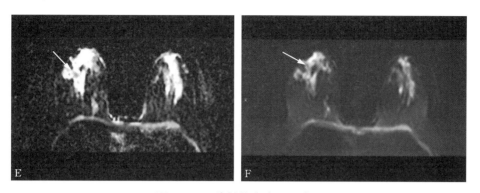

图 3-16 放射状瘢痕 MRI 表现

注：A、B. 增强减影 MIP 图像；C. 高分辨延迟强化；D. TIC；E、F. DWI 及 ADC 图。

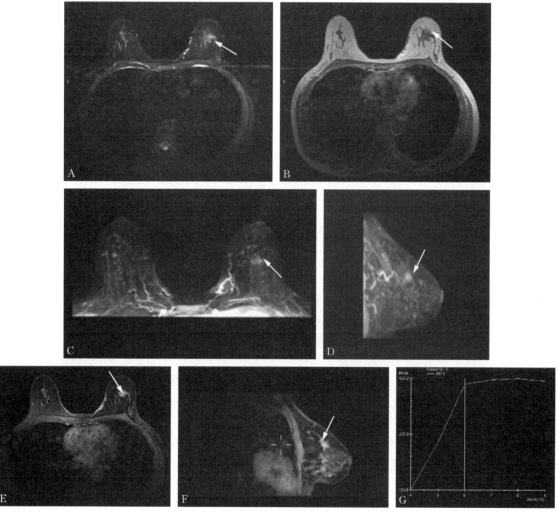

图 3-17 复杂性硬化性腺病 MRI 表现

注：A、B. 增强减影 MIP 图像；C、D. 高分辨延迟强化；E. TIC。

（5）诊断要点

MRI上可表现为星芒状强化；乳腺X线、超声及MRI检查联合应用，有利于提高该病的诊断准确率，病理结果（活体组织检查）是诊断的"金标准"。其特点可总结为：毛刺、结构扭曲、早期强化，速升－平台型曲线，强化末期环形强化。

（6）鉴别诊断

1）浸润性乳腺癌：乳腺癌一般能触及肿块样病变，质硬，形态不规则，活动度差；乳腺癌的毛刺一般在近中央肿块边缘区较粗，远端较细，毛刺走行僵硬，邻近皮肤常受牵拉凹陷；乳腺放射状瘢痕/复杂性硬化性病变病灶向周边延伸，边缘毛糙呈星芒状。这些MRI征象不易与浸润性乳腺癌相鉴别。T_1WI低信号、ADC值较低、Ⅲ型TIC的老年妇女应高度怀疑浸润性乳腺癌。相反，即使病变形状不规则，边界不清仍不能除外放射状瘢痕/复杂性硬化性病变。

2）术后瘢痕：在临床上一般术后瘢痕周边的毛刺样改变较放射状瘢痕要短，很少见到长毛刺表现；放射状瘢痕常较陈旧手术瘢痕强化明显。

3）炎症：需结合临床行鉴别诊断。

3.2.3 硬化性腺病

（1）概述

乳腺硬化性腺病（sclerosing adenosis，SA）是乳腺腺病的一种特殊类型，主要是由性激素不平衡引起的既非炎症又非肿瘤的病变。SA病理主要以间质成分增生为主，常形成质硬结节，可因导管上皮和间质成分相互作用和影响，致纤维组织呈放射状增生、腺体扭曲变形、与周围乳腺组织分界不清，使其在临床及影像学表现上酷似浸润性乳腺癌。SA是围绝经期妇女常见的乳腺腺病，病理表现复杂多样，多伴有其他病变，且各病变形态之间的变异相当复杂。SA有癌变风险，发生浸润性乳腺癌的风险是健康人群的1.5～2.1倍，有学者认为其为癌前病变。如术前活体组织检查或手术切除标本病理检查发现SA存在，对患者乳腺癌发生率有一定的提示和预测

作用。

（2）病理

大多数学者认为本病与雌激素水平升高有关。它以小叶为中心，腺泡、肌上皮及结缔组织增生、排列紊乱，小叶间疏松间质被增生、透明变性的胶原化纤维组织取代。高倍镜下增生的腺管受压变形，腺腔变窄闭塞，甚至呈单排梭形细胞，与硬癌、小管癌及小叶癌易混淆。SA常与其他病变共存。术中冷冻切片往往不能准确诊断，SA的细针及粗针穿刺误诊率也高达12%。

（3）临床表现

SA常发生于围绝经期妇女（45～55岁），绝经后萎缩。硬化性腺病可以表现为局灶性或弥漫性病变。许多患有硬化性腺病的女性经历反复出现的疼痛，这种疼痛往往与月经周期有关。临床上，SA患者多以发现质硬肿块就诊，部分因健康体检发现异常钙化而就诊，临床上误诊率较高。大多数情况下，在常规乳腺X线摄片或乳腺手术后检测到SA。需要活体组织检查来确认诊断，因为这种情况可能难以通过成像检查与乳腺癌区分开来。

（4）MRI表现

乳腺SA T_1WI呈等、低信号，T_2WI呈等、不均匀高信号。大部分病灶可形成边缘略毛糙的肿块，且周围腺体结构常较乱，增强后病灶呈明显强化，强化方式多样，可呈点状强化、肿块样强化、非肿块样强化，肿块样强化的病灶可表现为圆形、椭圆形或不规则形，内部强化欠均匀，而非肿块样强化病灶可表现为局域性分布的集丛样、簇环状强化及区域性分布的不均匀强化，形态大多不规则，边缘毛糙不清，多呈星芒状肿块样改变，与乳腺癌表现相似，但不伴皮肤水肿、乳头内陷及腋下淋巴结肿大等表现；病灶DWI呈轻度或无弥散受限，ADC值减低不明显；病灶TIC多为Ⅰ、Ⅱ型曲线，以Ⅱ型较多，结节性SA其形态学及血流动力学也可表现为恶性征象，TIC可呈Ⅲ型，有时较难与恶性病变鉴别。图3-18为MRI示乳头平面中线区及外侧区腺体结构纠集明显，并有局部多发条状、小结节状强化灶。

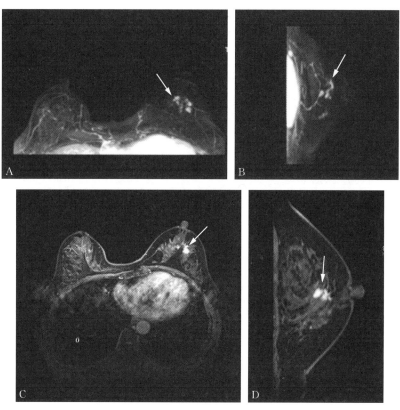

图 3-18　硬化性腺病

注：A、B. 增强减影 MIP 图像；C、D. 高分辨延迟强化。

（5）诊断要点

以不规则肿块样强化及局域性、区域性不均匀强化为主，常合并导管内乳头状瘤、纤维腺瘤等良性病变或导管上皮不典型增生、导管内癌等癌前病变、恶性病变。

（6）鉴别诊断

1）IDC：SA 强化程度较低，可见中央形态不规则或小囊状无强化区；而乳腺癌一般强化程度较高，多呈环形强化，早期快速强化，TIC 曲线呈 Ⅱ、Ⅲ 型强化。

2）DCIS：SA 表现为双侧非肿块样强化或单侧区域性、集丛样或簇环状强化；而 DCIS 一般单侧发病，呈线样、节段样、簇状或肿块样强化。对于不均匀强化病灶，如果合并囊变表现，多提示乳腺腺病，其病理基础是小导管扩张并形成多发含液小囊。

3）纤维腺瘤：SA 边缘多不光整，强化不均，内无分隔样强化表现；而纤维腺瘤常表现为边缘光滑或呈分叶状，MRI 增强后其内可见低信号分隔影。

3.2.4　不典型增生

乳腺不典型增生包括 ADH、扁平上皮不典型增生（flat epithelial atypical，FEA）、不典型小叶增生（atypical lobular hyperplasia，ALH）；不典型增生是介于普通增生和原位癌之间的交界性病变。

有限的资料提示 FEA 可以进展为浸润性癌，但风险远比 ADH/ALH 低很多。因此，尽管 FEA 的命名中使用了非典型（atypia）一词，但在癌变风险和临床处理方面不能等同于 ADH/ALH。

（1）ADH

1）概述：ADH 是一组具有部分 DCIS 特征的

上皮增生性病变,这类病变既没有明确的 DCIS 组织细胞学异常,也没有达到 DCIS 的结构异常(ADH 受累单个导管直径<2 mm)。最常见的 ADH 结构类型为筛状和微乳头状。ADH 的平均患病年龄为 40 岁左右。患 ADH 的妇女,在 40~45 岁后的 15 年里罹患癌症的绝对风险约为 10%。患癌风险可以发生于任何一侧乳房的任何部位。

有数据显示,ADH 是 MRI 检测到的最常见的高危病灶,在高危病变中,ADH 发展为乳腺癌的概率最高;进展为浸润性癌的病程平均为 8.2 年,进展为浸润性癌的风险大于 4~5 倍,无家族史时为一般人群的 2.4~4 倍,一级亲属乳腺癌家族史时风险上升 7~13 倍。由于 ADH 恶变概率较高,长期以来人们都认为经空心针穿刺活体组织检查确诊的 ADH 需要手术切除。

2)病理:在组织病理学上很难区分 ADH 和 DCIS。Page 于 1985 年提出的病理诊断标准为 ADH 为受累导管扩张,并充满具有筛状腔隙或微乳头形成等复杂结构的上皮细胞。

病变最明显的特征是均匀分布的单形性细胞(特征性细胞)增生,通常细胞核呈卵圆形至圆形。细胞排列呈微乳头状、簇状、拱桥状、实体状和筛状,细胞学与低级 DCIS 相符。当特征性细胞和 UDH(普通型非典型增生)的组织构型共存时和/或 TDLU 仅部分被典型病变累及时,则诊断为 ADH。微小钙化、灶性或广泛的管腔内病变扩张都不是诊断的绝对指标。

3)临床表现:ADH 是临床上的隐匿性疾病,也就是说患者可无任何症状,多见于 40 岁以上女性,较少表现为肿块,体检难以触及,通常在筛查性乳腺 X 线摄影中发现可疑的微钙化。随着乳腺筛查的广泛普及,ADH 的诊断明显增加,大约 10%的病例在 X 线引导下的活体组织检查中发现了这种情况,常见于高危女性预防性乳腺切除术后标本。

4)MRI 表现:到目前为止,还没有研究显示 ADH 在 MRI 上具有明确的特征。ADH 可能表现为肿块或非肿块样强化区域。强化肿块表现为圆形、卵圆形或不规则形;非肿块样强化表现

为局灶、线样、段样或区域分布,ADH 可与 FEA 并存,表现为沿导管和节段分布的非肿块样强化。MRI 可评估双乳其他区域是否合并存在多发病变。

5)诊断要点:在 MRI 上可显示肿块强化。肿块可表现圆形或卵圆形,边界清晰,无晕征(可与良性肿瘤鉴别);肿块一般无典型毛刺征,不累及皮肤及乳头,淋巴结一般不大;在全视野数字化乳腺 X 线摄影(full-field digital mammography, FFDM)上可显示钙化。

6)鉴别诊断:

A. 普通型增生:多种形态的细胞增生,常同时存在上皮与肌上皮成分;在桥接区域细胞流水样排列和重叠;继发腔隙不规则、形态多样。

B. 低级别 DCIS:细胞形态单一;填满管腔或形成形态一致的继发腔隙;线样或区域样分布的钙化更倾向于 DCIS。

C. 平台型上皮不典型增生:柱状细胞变伴细胞异型性。

D. 其他不定性钙化:纤维囊性变、小叶瘤变、腺病。

(2)扁平上皮不典型增生

1)概述:FEA 是 2003 年世界卫生组织(World Health Organization, WHO)乳腺肿瘤组织学分类中加入的病变类型,它是正常上皮细胞层被 2 层以上的柱状上皮细胞所取代,被描述为柱状细胞增生;柱状细胞异型性改变和柱状细胞异型性增生统称为 FEA。这一概念是对"增生-非典型增生-原位癌-浸润性癌"发展模式的补充。FEA 与低级别 DCIS 和浸润性癌在遗传上有一些相似之处。FEA 可能是低级别 DCIS 或浸润性癌的前体病变或风险因素。多项研究表明,在 14%~21%的病例中,利用组织芯片进行活体组织检查确诊的 FEA 在随后的手术切除标本病理检查中升级为 DCIS 或浸润性癌。FEA 经常与低级别乳腺 DCIS、IDC、小叶瘤样病变(即 ALH、LCIS)和浸润性小叶癌合并存在,在合并存在时建议手术切除病灶。在 X 线引导下穿刺活体组织检查为单纯 FEA 时,可在无须手术切除病灶的情况下进行短期影像学随访。

2）病理：一种扁平上皮非典型性改变，病变以单层常伴胞质顶突的轻微非典型细胞取代原来的上皮细胞为特征，或是表现为由3～5层大小均匀的立方状或柱状细胞层状排列形成形态单一的非典型细胞增殖群。偶尔可形成向管腔的丘状突起，缺乏或罕见桥状连接或微乳头状结构。病变涉及的TDLU呈不同程度的扩张，可含有分泌性或絮状物，其中常存在微钙化灶。

3）临床表现：由于乳腺影像学检查的进步和穿刺活体组织检查应用的增加，FEA的诊断数量也在增加。FEA通常在年龄35～50岁的绝经前妇女中发生。然而，FEA的发生率尚不明确。经皮穿刺活体组织检查显示FEA时建议手术切除，平均8%的病灶术后病理升级为DCIS或浸润性癌。

4）MRI表现：FEA的存在一般临床上无症状。FEA无特异性的MRI表现，可表现为纤维囊性变背景下节段性分布的非肿块样强化。

5）诊断要点：发病年龄为35～50岁的绝经前妇女，MRI上可表现为节段分布的非肿块样强化。

6）鉴别诊断。

A. 低级别DCIS：低级别肿瘤细胞克隆增殖，取代正常导管上皮；细胞和结构异型。

B. ADH：非典型上皮细胞部分或完全填充导管腔。

C. 纤维囊性变（FFC）：不定型钙化常由纤维囊性变所致。

（3）ALH/LCIS

1）概述：ALH和LCIS是比较少见的病变，统称为小叶瘤变（LN）。小叶瘤变的真实发生率尚不清楚，但估计为1%～3.6%。小叶瘤变通常是多中心（约50%的病例）和双侧发病（多达30%的病例）。这些病变被认为是继发乳腺癌的普遍风险因素，ALH的相对患癌风险为健康女性的4～5倍，LCIS为8～10倍。目前，流行病学和分子生物学的研究支持小叶瘤变也可能是癌前病变的观点。

在高危病变中，小叶瘤变的发生率仅次于ADH。在利用组织芯片进行的穿刺活体组织检查诊断为小叶瘤变的患者中，恶性肿瘤的发生率上升了23%（LCIS为25%，ALH为22%）。有很明显乳腺癌家族史、乳腺癌和卵巢癌易感性基因（BRCA）突变的女性，可考虑行双侧乳腺切除术。

2）病理：ALH和LCIS这2个病变有相同的细胞学特征，包括圆形小细胞，伴有细胞核与细胞质比值增高；并且在组织学上，有不同程度的TDLU受累和扩张。低倍镜下见小叶结构存在，一个或多个小叶的腺泡由于细胞的增殖而呈现不同程度扩张。可见细胞内腔，但其并非小叶瘤变的特征性表现。可有大细胞、多形细胞、印戒细胞和大汗腺细胞等变异型细胞。

依据细胞增殖范围、程度及细胞学特征进行分级：小叶性肿瘤Ⅰ级为ALH，小叶性肿瘤Ⅱ级为LCIS，小叶性肿瘤Ⅲ级包括LCIS的坏死型、印戒细胞型、多形细胞型及大腺泡型等变异型，LNⅢ级常与浸润性癌相伴。

3）临床表现：小叶瘤变常见于绝经前妇女，发病年龄44～46岁。常为活体组织检查时偶然发现（发生率1%～2%）。

确诊后20年进展为癌的绝对风险为8.7%，可为IDC或浸润性小叶癌，浸润性小叶癌所占比例较高；双乳均有风险性，同侧乳腺风险性略高。

4）MRI表现：小叶瘤变临床上是隐匿的。以前认为多数小叶瘤变是在活体组织检查中偶然发现，但最近的报告显示，这些病变在影像学上是可见的，尽管具有非特异性特征。

迄今为止，还没有报道描述乳腺MRI上小叶瘤变的具体特征。有文献提到它们可能表现为非肿块样强化，呈局灶、线样、区域样强化。当病变表现为肿块样强化时，其血流动力学特征在早期表现为中等或快速强化，在延迟期表现为缓慢强化、平台和廓清表现。

5）诊断要点：常见于绝经前的妇女，MRI可表现为非肿块样强化、点状或肿块样强化。

6）鉴别诊断：

A. 小叶原位癌：与ALH相比，在组织学上可有定性及定量的差别；影像学检查常难以发现。

B. ADH：导管上皮细胞不典型增生，若从导管向小叶蔓延时,可类似小叶内瘤变。

C. FFC:不定形钙化穿刺的常见病理表现。

3.2.5　黏液囊肿样病变

（1）概述

乳腺黏液囊肿样病变（mucocele-like lesions,MLL）是少见的病变,也称黏液囊肿样瘤（mucocele-like tumour,MLT）。1986 年,Rosen最初将其描述为良性病变,由多个囊肿和黏液物质组成。这些囊肿破裂并将分泌物和上皮细胞排入周围组织。这些病变的发病机制尚不清楚,但可能是由过多的黏液素分泌物或导管梗阻引起的偶发创伤所致。

有病理研究报道了本病与 ADH、DCIS 和黏液癌的关系。这些研究认为黏液囊肿样病变是一个连续体,从含有黏液的良性病变到黏液性DCIS 再到黏液性癌,这些病变类型可以在一个病灶内共存。据报道,在组织芯片活体组织检查中诊断出的黏液囊肿样病变的恶变率为 0～43%,对于这些病变的处理意见不一。组织芯片活体组织检查中诊断为黏液囊肿样病变的恶性率为 18%,大多数病例可发展为 ADH,只有很少的病例发展为癌。对于在影像学检查引导下的组织学活体组织检查中诊断为良性黏膜囊肿样病变,建议进行手术切除。

（2）病理

黏液囊肿样病变大体标本示病变区边界不清、多囊性、切面黏稠胶冻样,镜下见聚集成群的多囊性病变,囊内充满黏液,囊内黏液可进入间质,形成黏液池,肌上皮细胞在黏液湖中漂浮。另外,黏液囊肿样病变附近可有不同程度导管扩张。

（3）临床表现

黏液囊肿样病变通常是无症状的,可在筛查性乳腺 X 线检查时发现,如出现微钙化灶或常伴有钙化的结节。值得注意的是,恶性黏液囊肿样病变的微钙化比良性病变更广泛;或因其他原因而行乳腺活体组织检查时偶然发现,平均发病年龄 50 岁,也表现为可触及的肿块;通常在一侧乳腺发现可触及肿块,直径 0.5～7 cm,双侧病变者少见。细针穿刺会为诊断带来一定困难,粗针活

体组织检查提示外溢至间质内的黏液或黏液囊肿样病变时应建议手术切除。

（4）MRI 表现

文献中关于黏液囊肿样病变的 MRI 表现的报道非常有限。MRI 表现为 T_2WI 上多处高信号囊腔样的病变,未明显增强;周边可伴有小的延迟强化肿块。手术切除后,组织学检查显示为黏液囊肿样病变,与微乳头状 DCIS 及黏液癌有关。

（5）诊断要点

T_2WI 上可见多处高信号囊腔的病变。

（6）鉴别诊断

1）黏液癌:表现为部分边缘光整的高密度肿块,伴或不伴钙化。

2）DCIS:常表现为细小多形性或细线样钙化。

小结:交界性病变,尤其是周围型乳头状瘤病和硬化性腺病,其形态学特征与乳腺癌非常相像;伴有明显强化时,其血流动力学分析的 TIC 亦往往呈非特异性,单纯从影像学、MRI 上鉴别是困难而有风险的。由于这些病灶都伴有明显的恶性变风险,在临床处理上,应该积极行活体组织检查及行病灶切除。

（陶　娟　陶　然　杨　帆）

3.3　恶性乳腺病变

3.3.1　乳腺导管原位癌

（1）临床概述

DCIS 是指肿瘤局限于乳腺导管系统,未侵犯基底膜和周围间质阶段的乳腺癌。临床上约85% 的 DCIS 患者触及不到肿块,由乳腺 X 线检查发现特征性钙化而被诊断;只有约 10% 的DCIS 具有一些临床表现,如扪及肿块、乳头溢液、乳头湿疹样改变;约 5% 是因其他原因行乳腺手术切除而偶然发现。

（2）病理

DCIS 是浸润性导管癌的非专一性前体阶段。在此阶段肿瘤不具备浸润特性,不具有进入局部脉管造成转移的能力。理论上,真正的 DCIS 不

应发生腋窝淋巴结转移，然而，文献报道常规的HE染色光镜下诊断的导管原位癌淋巴结转移率在3%以下。目前，尚无公认的DCIS分类方法，传统分类法根据癌细胞的形态和排列的组织结构特点将DCIS分为微乳头型、乳头型、实性型、筛状型和粉刺型。现代分类系统多数采用单独细胞核分级或者结合坏死和/或细胞极向分级，在病理形态学上根据核异型情况分为高、中和低核级。通常，粉刺型DCIS具有核分级高、多形性和中心腔性坏死等细胞学恶性表现，侵袭性较强，易发展为浸润性导管癌，也是保乳手术加放疗后局部复发的高危因素。非粉刺型DCIS预后好于粉刺型DCIS。导管原位癌经一段时间可发展为浸润性癌，但不是所有病例都会发展成浸润性癌。

（3）MRI表现

乳腺X线检查是诊断DCIS最重要的方法。DCIS在X线上的特征是钙化出现率较高，钙化形态可呈针尖状或线样、分支状，钙化分布可成簇分布或为沿导管走行的段性分布（图3-19 A、B，图3-20 A、B）。因此，对大部分病例来说，乳腺X线检查是依据与大多数DCIS相关的微钙化灶而确诊的。乳腺MRI检查对于DCIS的检出亦具有一定的优势。尽管MRI检查不能明确显示乳腺癌的微小钙化，但可显示肿瘤组织的情况，根据其形态学、内部信号特征、强化特点及DWI表现，同样可作出正确诊断，并不因为未能显示钙化而漏诊。DCIS的生物学特性研究表明DCIS有明显的异质性，虽同为DCIS，但其生物学特性却各不相同。另外，DCIS较浸润性癌易呈多中心性。DCIS的多中心性直接影响保乳手术的效果，并增加了局部复发的风险性，而MRI因其本身所具有的成像优势，不仅可对DCIS予以早期检出，更重要的是还可精准确定病变范围。DCIS在动态增强MRI上多表现为沿导管走行方向不连续的点、线状或段性分布强化（图3-19 C～G、3-21 A～D），伴周围结构紊乱，也可表现为不规则、边缘毛刺肿块，呈不均匀或边缘强化（图3-22 A～D），或可表现为局限性强化（图3-20 A～D），强化区域多对应于X线钙化部位（图3-

19 A、B，图3-20 A、B），病变TIC可呈渐增型（图3-21 F）、平台型和流出型（图3-22 F），相应的DWI可呈较高信号（图3-20 H、3-21 I），ADC值较低，亦可于DWI显示不明显。但相对而言，MRI对导管原位癌的检测灵敏度低于浸润性癌，仅约50%的原位癌具有恶性病变典型的快进快出强化表现，另一部分则呈不典型的延迟缓慢强化表现。对乳腺良、恶性病变的诊断标准通常包括两方面：一方面依据病变形态学表现；另一方面依据病变动态增强后血流动力学表现特征。而对于DCIS而言，由于其发生部位、少血供及多发生钙化等特点，形态学评价的权重往往大于动态增强后血流动力学表现，如形态学表现为导管或段性强化，即使动态增强曲线类型不呈典型恶性病变特征，亦应考虑恶性可能（图3-19～3-21）。

（4）诊断要点

1）DCIS在动态增强MRI上多表现为沿导管走行方向不连续的点、线状或段性分布强化，伴周围结构紊乱；但也可表现为不规则、边缘毛刺肿块，呈不均匀或边缘强化。

2）对于DCIS而言，由于其发生部位、少血供及多发生钙化的特点，形态学评价作用往往大于动态增强后血流动力学表现，如形态学表现为导管或段性强化，即使动态增强曲线类型不呈典型恶性病变特征，亦应考虑恶性可能。

（5）鉴别诊断

当DCIS表现为小的肿块型病变或局灶性强化表现时，需与导管乳头状瘤鉴别。导管乳头状瘤通常以局灶性或结节状强化为主，MRI动态增强检查早期强化率低于乳腺癌，TIC呈流出型，增强后动态观察病变趋向于由早期的均匀或欠均匀强化到延迟期呈"环形"表现。如DCIS表现为非肿块样呈段性分布强化表现时，易与炎性病变混淆。乳腺炎症性病变可呈区域性或段性分布，T_2WI上其内可见小灶性高信号，对于细菌感染性炎症，病变区域可伴有红、肿、热、痛的临床表现，且经抗炎治疗后好转，对于特异性炎症如肉芽肿性乳腺炎，有时难以与乳腺癌鉴别，需行病理学检查确诊。

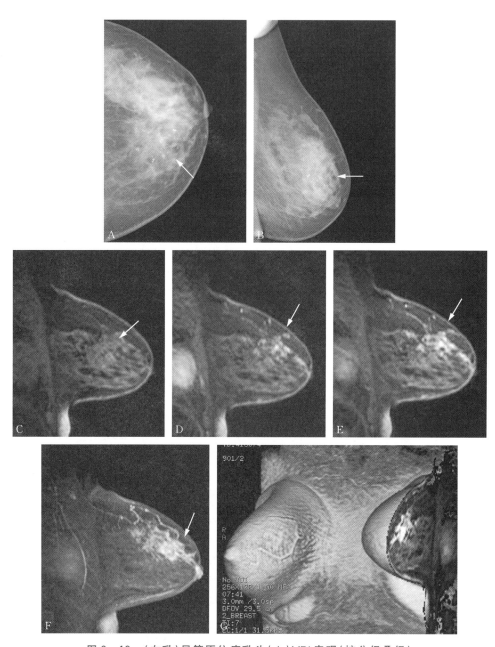

图 3-19 （左乳）导管原位癌乳头（＋）MRI 表现（核分级 Ⅱ 级）

注：左乳 X 线头尾位（A）及左乳 X 线内外斜位（B）显示左乳内上方多发细小多形性钙化，大致呈段性分布。左乳矢状面 MRI 动态增强前（C）和增强后 1 min（D）、8 min（E）显示左乳内上方段性分布异常强化（对应于 X 线片钙化区域），沿导管走行方向延伸至乳头；MIP 图（F）、VR 图（G）显示病变范围和位置更直观。

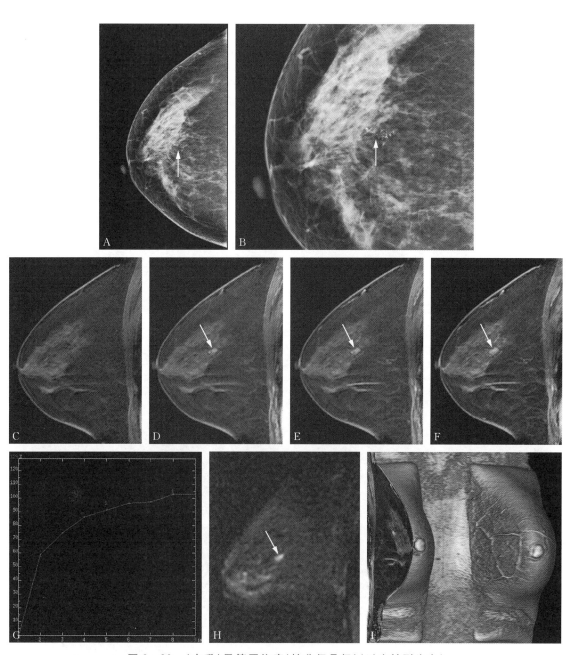

图 3‑20　（右乳）导管原位癌（核分级Ⅱ级）（以实性型为主）

注：右乳 X 线头尾位（A）及右乳钙化局部放大（B）显示右乳稍外上方成簇分布多发细小多形性钙化。右乳矢状面 MRI 动态增强扫描前（C）和增强扫描后 1 min（D）、2 min（E）、8 min（F）显示右乳稍外上方局限性强化（相当于 X 线片成簇钙化区域）；病变 TIC 图（G）显示呈渐增型；相应 DWI（H）呈较高信号，ADC 值较低；VR 图（I）显示病变位置更直观。

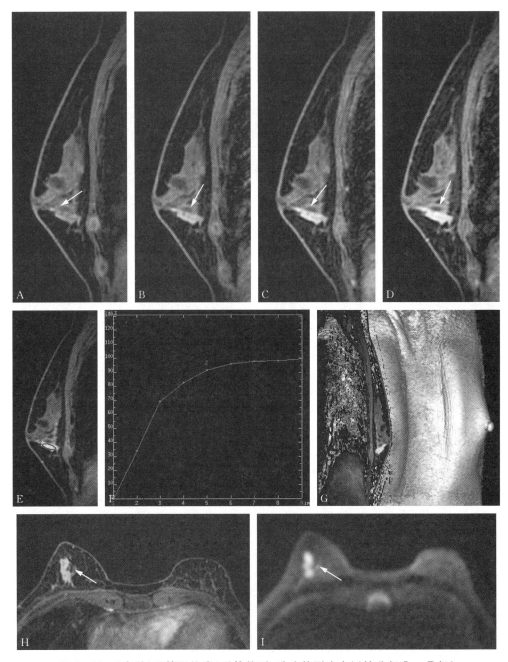

图 3 - 21　(右乳)导管原位癌(以筛状型、乳头状型为主)(核分级Ⅰ～Ⅱ级)

注：右乳矢状面 MRI 动态增强前(A)和增强后 1 min(B)、2 min(C)、8 min(D)显示右乳外下方异常强化病变，整体沿导管走行方向分布并向乳晕方向延伸；病变时间-信号强度曲线图(E、F)显示呈渐增型；VR 图(G)显示病变范围和位置更直观；于延迟时相(H)病变内部呈"簇环状"表现；相应 DWI(I)呈较高信号，ADC 值较低；于 MRI 平扫检查病变显示不明显。

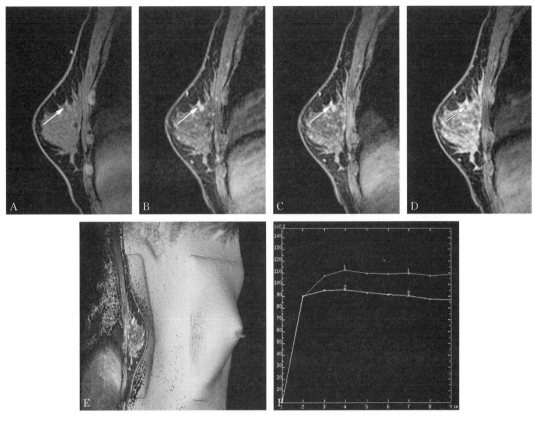

图 3-22 （右乳）导管原位癌，以粉刺型及低乳头状型为主，核分级Ⅱ级

注：右乳矢状面 MRI 动态增强扫描前（A），增强扫描后 1 min（B）、2 min（C）、8 min（D）和 VR 图（E）显示右乳稍内上方（相当于 X 线片成簇钙化区域）局限异常强化病变；多点测量 TIC 图（F）显示为平台型和流出型；相应 DWI 和平扫检查病变均显示不明显。

（郝玉娟　季　宇　刘佩芳）

3.3.2　浸润性导管癌

（1）概述

乳腺 IDC 是乳腺最常见的浸润性肿瘤，约占乳腺癌的 55%。IDC 的发病年龄较浸润性小叶癌小，平均发病年龄为 54.1±10.3 岁。

（2）病理

IDC 是指肿瘤细胞起源于导管，并突破导管基底膜向间质浸润，包括一组组织学特征及临床预后均不相同的异质性浸润性癌。

肉眼观，非特殊型浸润癌没有特殊的大体特征。肿瘤大小差异显著，从 <10 mm 到 >100 mm。肿瘤界限不清楚，呈不规则或结节状，没有包膜，刀切时有沙砾感，切面常凹陷，灰黄色，质坚硬，可见放射状小梁。

光镜下，具有高度异质性，因此不同病例间的组织学特征差异较大。结构上，肿瘤细胞可排列呈索、梁状，团块状，腺管状，实性片状等；形态上，癌细胞呈不同形状，黏附性强，胞质丰富，嗜酸性，胞核可呈高度多形性，并可见多个明显的核仁；间质成分也不同，包括（肌）成纤维细胞、胶原纤维（透明变）、弹力纤维、浸润的淋巴浆细胞、坏死和钙化等；肿瘤边界可呈高度浸润性，或深入小叶间质并破坏小叶正常结构，或呈连续性推挤性边缘；核分裂象可高可低。

80% 的病例伴有灶性 DCIS，通常与浸润性癌的核分级相同。一些组织病理学家认为"伴有广泛原位癌的 IDC"是非特殊型浸润性癌的一种亚型。淋巴管血管瘤栓可见于整个肿瘤内,但仅肿瘤外部的瘤栓对预后有影响。

（3）临床表现

IDC有2个发病高峰年龄段,分别位于绝经前后:40～44岁组,占17.9%;60～64岁组,占20.7%。50岁以前发病占总发病数的41.8%。病灶好发于乳腺外上象限,患者主要的临床表现为触诊发现肿块,乳头内陷,乳房疼痛,乳头溢液或溢血,双侧乳腺不对称,乳腺皮肤改变呈橘皮样外观,部分患者可触及腋窝肿大淋巴结。手术、新辅助化疗、常规放化疗、内分泌治疗依然是IDC的标准治疗手段。近年来,保乳手术逐渐增加。IDC恶性程度较高,预后较差。肿块大小与腋窝淋巴结转移率呈正相关,差异有统计学意义。目前,腋窝淋巴结状况是影响预后的最重要指标。

（4）MRI表现

IDC多位于乳腺外上象限。绝大多数病灶形态上为肿块型,非肿块型少见,病灶多为圆形、椭圆形、不规则形。病灶边缘多为不规则(约占94%),边缘光整少见(约占6%)。增强后病灶多为不均匀强化或边缘强化,均匀强化少见(约占5.6%)。动态增强TIC流出型最常见(约占63.2%),其次为平台型(约占33.3%),流入型最少见(约占3.5%)(图3-23～3-30)。

功能MRI包括DWI、MRS、DCE-MRI等在IDC的诊断中日益受到重视。病灶多为DWI高信号,ADC值较良性病灶或者导管原位癌低,有研究表明,病灶的平均ADC值为$(0.96\pm0.16)\times10^{-3}$ mm/s(b值 = 1 000 s/mm^2)。IDC的MRS多为Cho峰升高,淋巴结转移病灶同样出现Cho峰升高的现象。DCE-MRI上,IDC病灶区的K^{trans}、K_{ep}较良性病灶升高。功能图像参数与病灶的分子分型、预后密切相关。放射组学在IDC的分子分型及预后中逐渐显示明显价值。

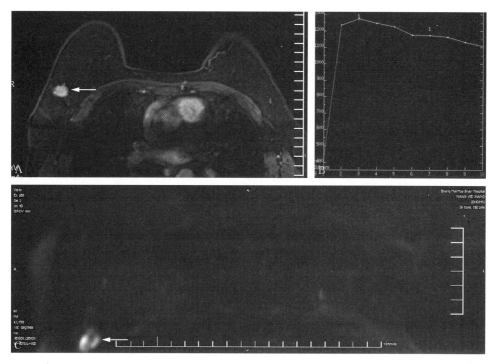

图3-23 右乳浸润性导管癌MRI表现(一)

注:T$_1$WI增强(A)显示右乳外上象限圆形肿块(箭),周围伴毛刺;TIC(B)呈流出型(Ⅲ型);DWI(C)显示病灶为高信号(箭)。

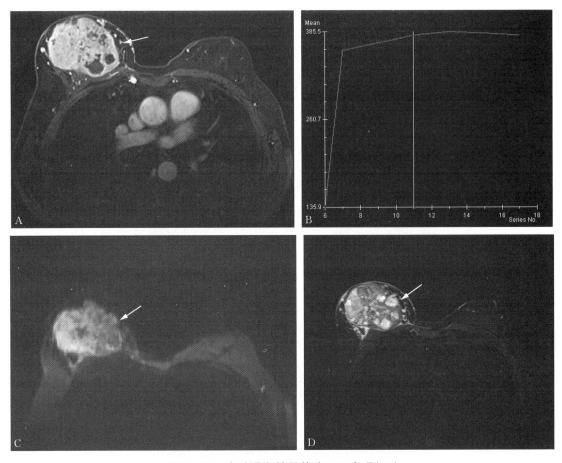

图 3 - 24　右乳浸润性导管癌 MRI 表现(二)

　　注：T_1WI 增强(A)显示右乳上方圆形肿块(箭)，边缘分叶，内部可见坏死囊变区；TIC(B)呈平台型(Ⅱ型)；DWI(C)显示病灶为高信号(箭)；T_2WI(D)显示病灶呈高信号，内伴囊变区。病理：右乳 IDC，Ⅱ级，雌激素受体(estrogen receptor, ER)(-)，孕激素受体(progesterone receptor, PR)(-)，人表皮生长因子受体 HER - 2(0)，Ki - 67(20%)。

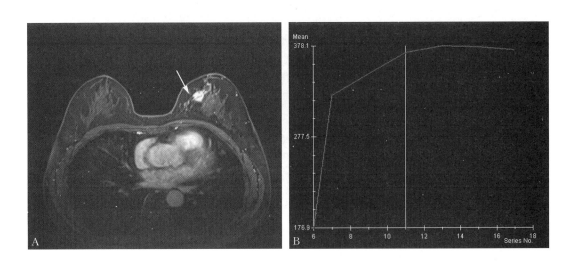

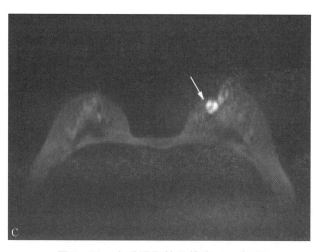

图 3-25　左乳浸润性导管癌 MRI 表现

注：T_1WI增强（A）显示左乳内上象限圆形肿块（箭），周围伴毛刺；TIC（B）呈平台型（Ⅱ型）；DWI（C）显示病灶为高信号（箭）。病理：左乳 IDC，Ⅱ级，ER（+>90%，强），PR（+80%，强），HER-2（1+），Ki-67（+15%）。

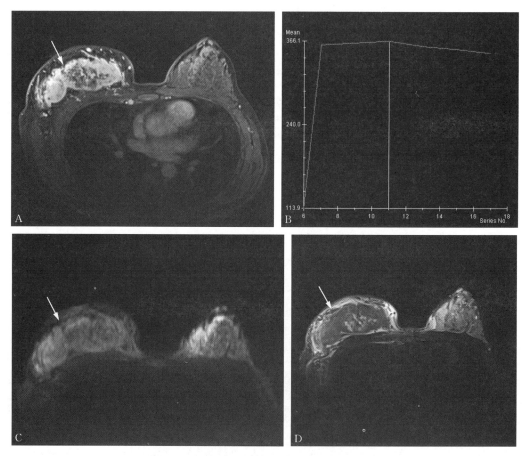

图 3-26　右乳浸润性导管癌 MRI 表现（三）

注：T_1WI增强（A）显示右乳不规则肿块（箭），边缘浸润，不均匀强化；TIC（B）呈流出型（Ⅲ型）；DWI（C）显示病灶为高信号（箭）；T_2WI（D）显示病灶为稍高信号。病理：右乳 IDC，Ⅱ级，ER（-），PR（-），HER-2（3+），Ki-67（+20%）。

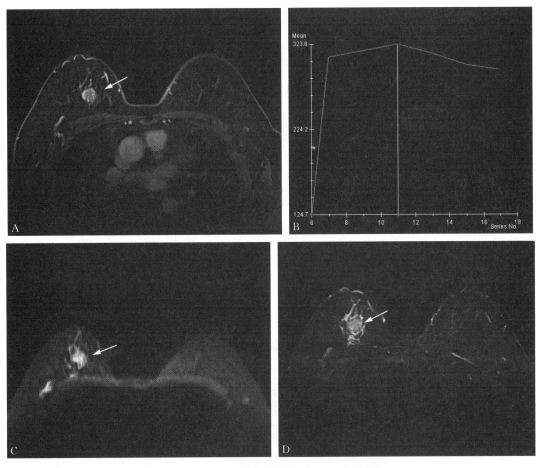

图 3 - 27　右乳浸润性导管癌 MRI 表现（四）

注：T$_1$WI 增强（A）显示右乳内上象限圆形肿块（箭），边缘浸润，强化不均匀；TIC（B）呈流出型（Ⅲ型）；DWI（C）显示病灶为高信号（箭）；T$_2$WI（D）显示病灶为稍高信号。病理：右乳浸润性导管癌，Ⅲ级，ER（－），PR（＋10％，弱），HER - 2（0），Ki - 67（＋90％）。

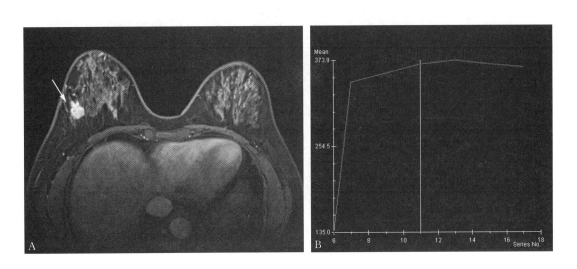

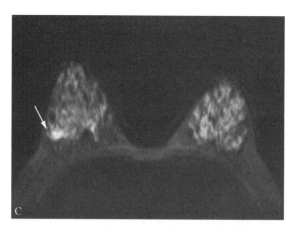

图 3-28　右乳浸润性导管癌 MRI 表现(五)

注:T$_1$WI 增强(A)显示右乳外上象限圆形肿块(箭),边缘毛刺;TIC(B)呈平台型(Ⅱ型);DWI(C)显示病灶为高信号(箭)。病理:右乳 IDC,Ⅲ级,ER(−),PR(+10%,弱),HER-2(0),Ki-67(+90%)。

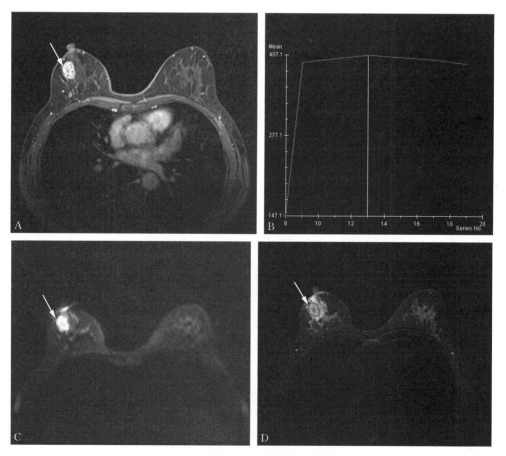

图 3-29　右乳浸润性导管癌 MRI 表现(六)

注:T$_1$WI 增强(A)显示右乳外侧圆形肿块(箭),边缘清楚,不均匀强化;TIC(B)呈平台型(Ⅱ型);DWI(C)显示病灶为高信号(箭);T$_2$WI(D)显示病灶为稍高信号。病理:右乳 IDC,Ⅲ级,ER(−),PR(−),HER-2(3+),Ki-67(40%)。

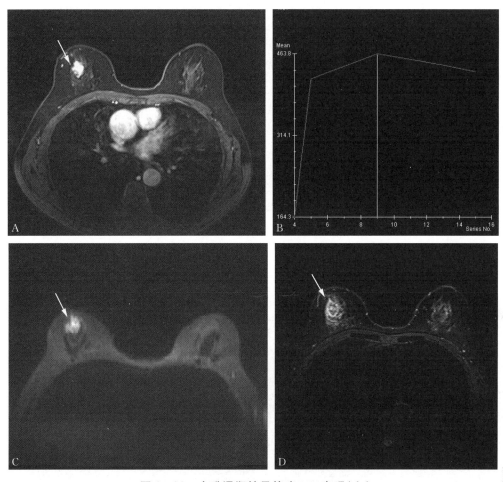

图 3-30 右乳浸润性导管癌 MRI 表现（七）

注：T_1WI增强（A）显示右乳上方不规则肿块（箭），边缘浸润，明显强化；TIC（B）呈流出型（Ⅲ型）；DWI（C）显示病灶为高信号（箭）；T_2WI（D）显示病灶为稍高信号。病理：右乳 IDC，Ⅱ～Ⅲ级，伴黏液分泌，部分呈浸润性微乳头状癌。ER（+90%，强），PR（+30%，中），HER-2(0)，Ki-67(+20%)。

（5）诊断要点

乳腺 IDC 多发生于中老年女性，临床多以发现肿块为主要表现，预后不佳。

1）X 线多表现为肿块、结构扭曲，部分伴钙化；肿块多伴毛刺，部分病例可见病侧乳腺血管增粗，腋窝淋巴结肿大。

2）超声可见肿块，多为蟹足样改变，部分伴钙化。

3）MRI 显示不规则肿块伴边界不清，增强后病灶不均匀强化或环形强化，TIC 呈流出型或平台型；DWI 呈高信号，ADC 值降低。

（6）鉴别诊断

乳腺 IDC 主要与浸润性小叶癌、导管原位癌进行鉴别。

1）浸润性小叶癌：浸润性小叶癌的表现为肿块样与非肿块样强化，TIC 多为流出型或平台型，少部分可呈流入型（图 3-31）。IDC 很少出现非肿块样强化及流入型 TIC。

2）导管原位癌：非肿块样强化较浸润性导管癌明显多见，其中特征性表现为线样与导管分支样强化，三角形尖端指向乳头方向的段样分布也是导管原位癌的另外一种特征（图 3-32）。

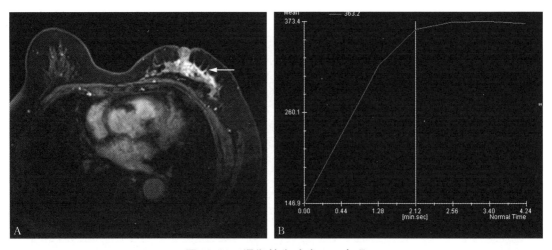

图 3‐31　浸润性小叶癌 MRI 表现

注：T_1WI增强（A）显示左乳外上象限非肿块样强化（箭）；TIC（B）呈平台型（Ⅱ型）。

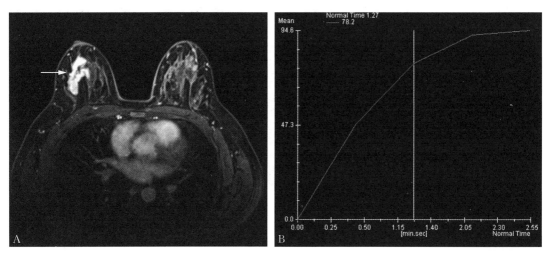

图 3‐32　导管原位癌 MRI 表现

注：T_1WI增强（A）显示右乳外上象限非肿块样强化（箭）；TIC（B）呈流入型（Ⅰ型）。

（刘　莉　顾雅佳）

3.3.3　乳腺浸润性小叶癌

（1）概述

乳腺浸润性小叶癌（invasive lobular carcinoma，ILC）是在纤维性间质中由单个、散在或呈单行线状分布的非黏附性细胞所组成的、通常伴有小叶原位癌的一种浸润性癌，发生率占乳腺浸润性癌的5%～15%。ILC的癌细胞较小，肿瘤细胞间的黏附力、凝聚力差，在早期发育阶段常不改变其内在解剖结构或引起基质的结缔组织反应，无明显肿块出现。由于ILC病理上的这种特殊生长方式，通常导致临床及影像学诊断困难，尤其是对致密型乳腺，X线检查更易漏诊，文献报道影像学诊断ILC假阴性率可达46%。

（2）病理

病理上ILC的经典形态以缺乏黏附性的小细

胞增生为特征,表现为单个散在的小细胞分布于纤维结缔组织中或呈单行条索状排列浸润间质。ILC 细胞较小,肿瘤细胞间的黏附力、凝聚力差,在早期发展阶段常不损害内在解剖结构或引起基质的结缔组织反应,无明显肿块出现。典型的ILC 大体病理表现为不规则肿物,无明显界限,病变区域质地硬,部分病例肿物不明显,有沙砾感,还有部分病例大体改变不明显,易与良性病变混淆。ILC 的组织构型比较复杂,主要有经典型、腺泡型、实性型、混合型等。经典型 ILC 细胞通常较小,缺乏黏附性而散在分布在胶原化的间质中;癌细胞常表现为单个细胞线状排列,在区域性范围内有一定的方向性,或者围绕残存的腺管呈"靶状"或洋葱皮样浸润。E-钙黏着蛋白及 P120 表达有助于鉴别依据形态学标准难以分类的小叶癌和低级别非特殊型浸润性癌,80%～100%的 ILC存在 E-钙黏着蛋白的表达完全缺失,P120 染色癌细胞膜表达缺失。

（3）临床表现

ILC 好发于中老年女性,较其他类型的浸润性乳腺癌具有更易表现为多灶或多中心病变及双侧乳腺发生特点,文献报道 44.7%的 ILC 为多灶性,30.4%的病例表现为多中心性,双侧同时性乳腺癌发生率为 6%～47%。目前,对于 ILC 治疗与非特殊型浸润性癌相似,治疗原则大多取决于肿瘤的临床分期和其他预后预测指标的检查结果,但由于浸润性小叶癌的实际大小（组织大小）多大于临床触诊和肿瘤肉眼所见,临床行保乳手

术治疗时,应适当扩大切除范围。尽管浸润性小叶癌具有预后良好的特征（低级别、ER 阳性、HER-2 阴性、低增殖指数）,但是浸润性小叶癌患者同非特殊型浸润性癌患者的预后是否不同仍存在争议。也有相关研究表明,与非特殊型浸润性癌相比,ILC 具有较高的转移率。

（4）MRI 表现

ILC 形态学上可表现为结构纠集的非肿块样强化（图 3-33 A～D、3-35 E～L）或边缘带毛刺的不规则肿块（图 3-34 A～H）,ILC 以多灶性、多中心性（图 3-34 A～H）及双侧性生长为特征（图 3-35 E～L）。MRI 上,ILC 除形态学有上述表现特点外,动态增强和 DWI 上征象基本与其他类型乳腺癌相似,病变 TIC 呈流出型（图 3-33 E、3-34 I、3-35 M）或平台型,DWI 上病变区域可呈较高信号（图 3-33 F、3-35 N）,ADC 值较低。因乳腺 ILC 生长方式的特性,在准确确定ILC 病变范围方面,乳腺 MRI 检查明显优于临床触诊和其他影像学检查方法。在部分病例中,MRI 发现的病变范围常大于临床触诊和 X 线检查,在浸润性小叶癌中,因术前 MRI 检查而使临床医师改变手术治疗方案的高达 24%,常由原计划的乳腺局部切除术改为全乳腺切除术。

（5）诊断要点

1）ILC 形态学上可表现为结构纠集的非肿块样强化或不规则肿块,ILC 以多灶性、多中心性及双侧性生长为特征。乳腺 MRI 检查在准确确定ILC 病变范围和对侧乳腺情况方面明显优于临床

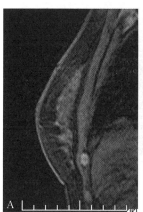
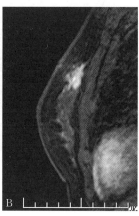
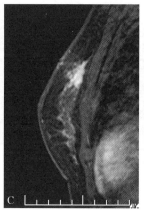
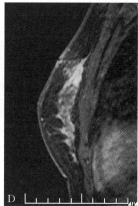

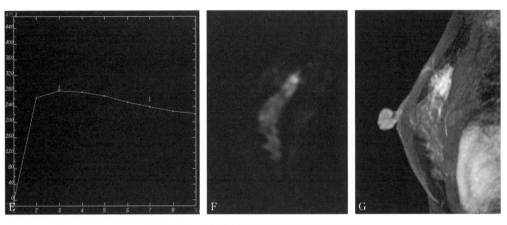

图 3 - 33　（左乳）浸润性小叶癌 MRI 表现

　　注：左乳矢状面 MRI 动态增强前（A）和增强后 1 min（B）、2 min（C）、8 min（D）示左乳腺中上方局限不规则异常强化，结构纠集，边界不清；病变 TIC 图（E）呈流出型；DWI（F）呈稍高信号，ADC 值较低；MIP 图（G）显示病变邻近血管较丰富，皮下脂肪层混浊。

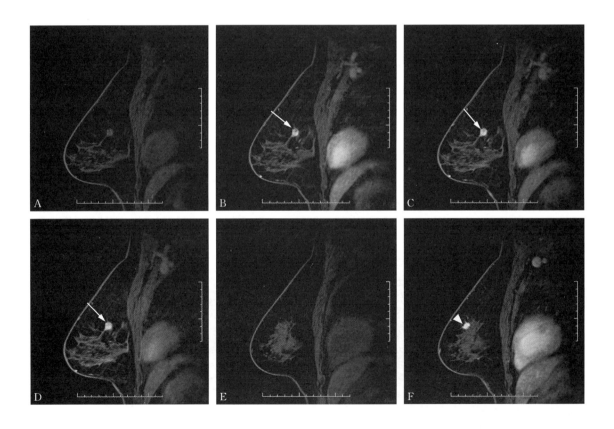

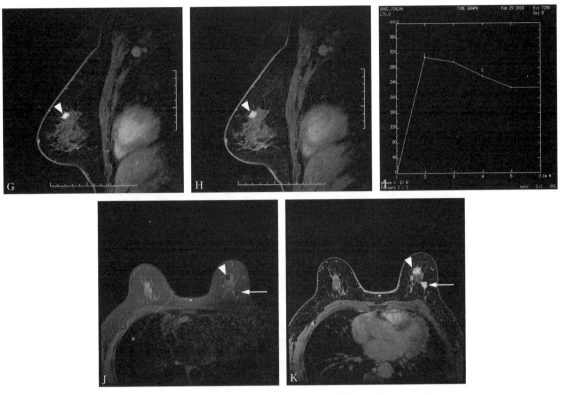

图 3-34　(左乳)内上方及外上方浸润性小叶癌 MRI 表现

注：左乳腺外上方病变矢状面 MRI 动态增强前(A)，增强后第 1 时相(B)、第 2 时相(C)、第 5 时相(D)和左乳腺内上方病变矢状面 MRI 动态增强前(E)，增强后第 1 时相(F)、第 2 时相(G)、第 5 时相(H)显示：于左乳腺外上方和内上方分别可见一不规则肿物(箭头为外上方肿物，箭示内上方肿物)，呈明显强化，边缘毛糙，形态欠规则，信号不均匀；TIC 图(I)呈流出型；平扫抑脂 T₂WI(J)病变均呈低信号；增强两枚肿块明显强化(K)。

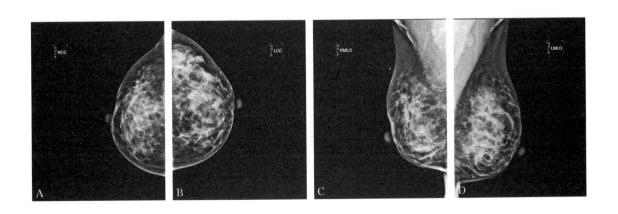

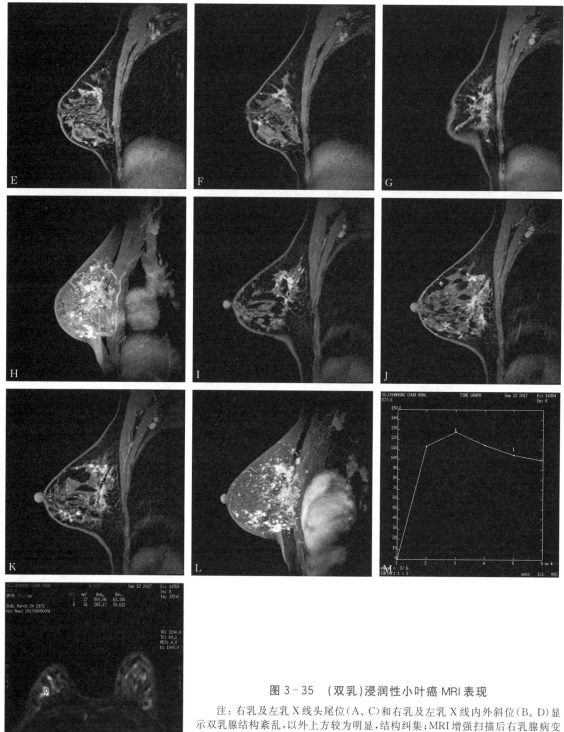

图 3 - 35　（双乳）浸润性小叶癌 MRI 表现

注：右乳及左乳 X 线头尾位（A、C）和右乳及左乳 X 线内外斜位（B、D）显示双乳腺结构紊乱，以外上方较为明显，结构纠集；MRI 增强扫描后右乳腺病变不同层面（E～G）、MIP（H）和左乳腺病变不同层面（I～K）、MIP（L）显示双乳腺内多发异常强化，结构纠集，边界不清；病变 TIC 图（M）呈流出型；DWI（N）呈高信号，ADC 值较低。

触诊和其他影像学检查方法。

2）浸润性小叶癌除形态学有上述 MRI 表现特点外，在平扫抑脂 T_2WI 上可呈等或低信号，动态增强和 DWI 上征象基本与其他类型乳腺癌相似，病变 TIC 呈流出或平台型，DWI 的病变呈高信号，ADC 值较低。

（6）鉴别诊断

ILC 表现为肿块型病变时需与常见的纤维腺瘤鉴别。纤维腺瘤患者多无明显症状，多为偶然发现；影像学表现为其形态学呈良性特征，即圆形、卵圆形肿块，边缘光滑、锐利；X 线片呈密度均匀且近似正常腺体密度表现，部分可见粗颗粒状钙化；超声影像表现为肿块内部呈均匀或比较均匀的低回声，肿块后方回声正常或增强，常有侧方声影，弹性成像检查提示肿物质地通常较软；MRI 示部分纤维腺瘤在 T_2WI 上其内部可见低信号分隔。动态增强检查，大多数纤维腺瘤表现为缓慢渐进性均匀强化，或由中心向外围扩散的离心样强化，随时间延迟由不均匀到均匀，DWI 上 ADC 值较高。

X 线、超声或 MRI 均无明显肿块表现，仅表现为结构紊乱、扭曲的非肿块型 ILC（伴或不伴有钙化），通常需与局限性腺病等增生性病变、炎症、手术后瘢痕、放疗后改变等良性病变鉴别。如伴钙化，通常恶性钙化形态上表现为细小沙砾状、线样或线样分支，大小不等，浓淡不一，分布上常成簇或呈线性或段性沿导管方向走行；而良性钙化多表现为较粗大，形态可呈颗粒状、爆米花样、粗棒状、蛋壳样、新月形或环形，密度较高，分布比较分散。MRI 增强扫描检查，恶性病变信号强度趋向于快速明显增高且快速减低，DWI 上 ADC 值较低。

（郝玉娟　季　宇　刘佩芳）

3.3.4　黏液癌

（1）概述

乳腺黏液癌（mucinous breast carcinoma，MBC），又称乳腺胶样癌（colloid breast carcinoma），最早于 1826 年报道，发生于乳腺导管上皮，属于特殊的浸润性乳腺癌，发病率低，占浸润乳腺癌的 1％～7％。

（2）病理

MBC 组织学特征为癌细胞产生大量黏蛋白，位于细胞内外，肿瘤中黏液成分占 50％以上。根据是否含有其他癌成分，将其分为单纯型（pure mucinous breast carcinomas，PMBCs）和混合型（mixed mucinous breast carcinomas，MMBCs）。纯的黏液癌或含原位癌者属于单纯型，含其他浸润性癌者则为混合型。约 75％的单纯型 MBC 伴有 DCIS，多见于病灶的周边。推测所有的 MBC 起源时均为单纯型，随着细胞生长，部分细胞演变为 IDC 成分。病灶越大越可能为混合型。

肉眼观察，肿瘤无明显包膜，单纯型 MBC 病灶切面呈半透明胶冻状，质地较软，边界清晰；混合型 MBC 病灶切面为灰白色，与普通浸润性乳腺癌类似，质地较硬，常见边缘浸润或星芒状边缘。

光镜下，单纯型 MBC 的所有区域都含有大量的细胞外黏液，堆积成"黏液湖"，其中漂浮小簇癌细胞，纤维间质少且分散。癌细胞排列成小岛状，大小较一致，呈圆形、卵圆形或不规则形，胞质嗜酸性，胞核圆形、卵圆形，深染，胞质少，少部分含有小滴状黏液空泡，细胞分化较好，有丝分裂少见。根据肿瘤的细胞类型、神经内分泌分化或核多形性，又将单纯型 MBC 分成 A 型（少细胞型）和 B 型（富于细胞型）。混合型 MBC 中既有含大量细胞外黏液的区域，又含有缺乏黏液的浸润性癌区域。且相较于单纯型者，富含黏液的区域内癌细胞排列以腺管状、巢状为主，细胞异型性较明显。免疫组织化学检查结果显示，约 90％的 MBC 呈 ER 表达阳性，50％～68％呈 PR 表达阳性，≤5％呈 HER－2 受体表达阳性。黏蛋白 MUC2 及 MUC5 表达升高，MUC1 表达降低。

（3）临床表现

MBC 多见于年长的绝经后妇女，中位发病年龄为 70 岁。占 75 岁以上年龄组乳腺癌的 7％，而在 35 岁以下女性中的发生率＜1％。单纯型多见于绝经后女性，混合型患者年龄相对年轻。病灶生长速度较慢，病程多较长，文献报道的肿瘤直径从＜1 cm 至＞20 cm，平均 3 cm。约半数以上患者以触诊发现乳腺包块为主诉，病灶常境界清楚，质地中等或较软，甚至有囊性感，易误诊为良性病变，有时可多发。部分患者无明显不适感觉，于影像学筛查时偶然发现。

与其他非特殊性 IDC 相比，MBC 的侵袭力低，转移机会较少，单一且不大的病灶可行广泛切除的保乳治疗，病灶较大或多中心病灶则可采取乳房切除术。单纯型 MBC 区域淋巴结转移率为 0～14％，远低于混合型 MBC（45％～64％）。前哨淋巴结活体组织检查结果对是否需要进一步做腋下淋巴结清扫非常重要。后续是否行化疗和内分泌治疗，需根据病灶大小、腋下淋巴结状态及激素受体状态而定。一般而言，单纯型 MBC 预后好于混合型，10 年生存率可达 90％～100％，混合型 MBC 预后与非特殊性 IDC 相当。

（4）MRI 表现

MBC 的 MRI 表现呈肿块病灶。单纯型 MBC 富含黏液蛋白，呈胶冻样，具有一定张力，推压邻近组织，并限制了肿瘤细胞向病灶周围的浸润，使得病灶表现为边缘清晰的圆形、卵圆形肿块。同时，因黏液蛋白内富含水分，T_2WI 病灶多呈均匀的显著高信号，较大病灶内的纤维分隔、变性、出血或钙化呈显著高信号病灶内的等信号区。病灶增强表现与其病理构成及扫描时相有关。早期增强的表现取决于病灶内的肿瘤细胞构成。黏液含量高而肿瘤细胞构成低者，肿瘤细胞及微血管多分布于病变边缘，病灶中心为"黏液湖"，使得病灶早期增强呈环状强化。而肿瘤细胞构成高者，肿瘤细胞巢增殖明显、分布广泛，使得病灶早期增强呈不均匀强化（图 3 - 36）。少见情况下，病灶呈均匀强化或不强化，对应于病灶内大量肿瘤细胞呈均匀分布或病灶几乎完全由黏液构成。较大病灶早期增强见病灶内的低信号分隔，对应于病理上病灶内较厚的纤维分隔。同时，因富含黏液，对比剂自上皮成分向间质内扩散缓慢，病灶呈向心性渐进性强化，动态增强曲线呈 Ⅰ 型或 Ⅱ 型。一些早期增强呈环状强化或不强化者，延迟增强扫描可呈不均匀强化（图 3 - 37）。

混合型 MBC 的 MRI 表现取决于非黏液性浸润性癌的含量及分布。因含有浸润性癌成分，纤维间质含量增多，病灶可呈不规则形肿块及边缘毛刺。非黏液部分的信号特点及强化方式与 IDC 相似，呈 T_2WI 等或略高信号，早期及延迟增强扫描明显强化（图 3 - 38）。病灶内黏液部分和非黏液的浸润性癌部分可以混合存在或相对独立地存在。

混合型 MBC 的淋巴结转移率高于单纯型，预后较单纯型者差。因而，术前区分两者有重要意义。少细胞单纯型 MBC（A 型）常呈 T_2WI 明显高信号及渐进强化，易与混合型 MBC 区分。需要注意的是，当病灶内仅含有少量的浸润性癌巢而大

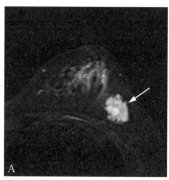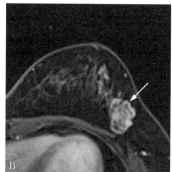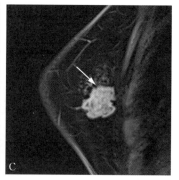

图 3 - 36　单纯型 MBC（富于细胞型）的 MRI 表现

注：55 岁，女性。横断位脂肪抑制 T_2WI（A）显示病灶为明显高信号，内见条状等信号；横断位早期增强（B）病灶呈不规则形，边界清晰，不均匀强化；矢状位延迟增强扫描（C）呈明显的不均匀强化。

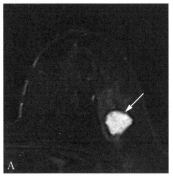 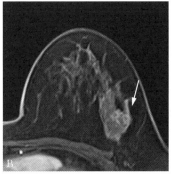 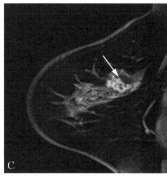

图 3-37 单纯型 MBC(少细胞型)的 MRI 表现

注：患者，61岁，女性。横断位脂肪抑制 $T_2WI(A)$ 显示病灶为明显高信号，内见条状等信号；横断位早期增强(B)病灶呈卵圆形，边界清晰，轻度的不均匀强化；矢状位延迟增强扫描(C)呈明显的不均匀强化。

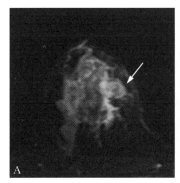 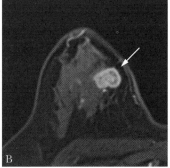 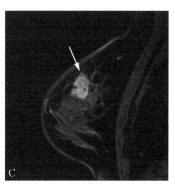

图 3-38 混合型 MBC 的 MRI 表现

注：患者，54岁，女性。横断位脂肪抑制 $T_2WI(A)$ 显示病灶为等稍高信号；横断位早期增强(B)病灶呈不规则形，边界清晰，环状强化；矢状位延迟增强(C)呈不均匀强化，肿块前缘呈浸润性改变。

部分区域为黏液成分时，MRI 表现可与少细胞单纯型 MBC(A型)相同。富于细胞的单纯型 MBC(B型)与混合型 MBC 的表现有重叠，不易鉴别。

肿块病灶周围的局灶性、线样、段样、区域性分布的非肿块样强化病灶，提示病变伴有导管内癌成分。

ADC 值作为磁共振 DWI 的重要参数之一，被发现与包括乳腺在内的各系统肿瘤的细胞构成呈负相关。因富含黏液且瘤体内细胞构成较低，MBC 的 ADC 值高于乳腺良性肿瘤及非特殊性 IDC。并且，单纯型 MBC 的 ADC 值高于混合型。有研究显示，MBC 的 ADC 值与其细胞构成及 Ki-67 指数呈负相关。

（5）诊断要点

MBC 的发病率低，多见于年长的绝经后女性。诊断要点如下。

1）单纯型者 X 线表现为圆形或卵圆形的高密度肿块，混合型者常有边缘不清或毛刺状。

2）超声呈边缘小分叶状的等回声肿块，后方声影增强。

3）T_2WI 呈显著高信号。

4）既有良性肿瘤的表现（圆形、卵圆形肿块，渐进性强化），又有恶性肿瘤的表现（环状或不均匀强化）。

5）不规则或毛刺状肿块提示混合型 MBC。

6）动态增强曲线呈 I 型或 II 型，混合型 MBC

可呈Ⅲ型曲线。

（6）鉴别诊断

MBC需与纤维腺瘤、髓样癌、IDC鉴别。

1）纤维腺瘤：多见于年轻女性，X线表现为边界清晰，可见晕征，或肿块在一个投照位置边界清晰，另一投照位置看不见肿块，或肿块大部分边界（＞50％）为正常腺体所遮蔽。如伴钙化常为粗钙化。MRI增强后呈均匀强化或内见无强化分隔。有研究发现纤维腺瘤病灶内动态增强曲线呈Ⅰ型的体素比例较MBC高；延迟增强，纤维腺瘤呈均匀或不均匀强化，不伴局部环状强化，而单纯型MBC呈环状强化或不均匀强化伴局部环状强化。

2）髓样癌：发病年龄较MBC年轻，多在45～54岁。磁共振T$_2$WI病灶呈等或稍高信号，动态增强呈明显的早期强化，延迟增强呈环状强化，动态增强曲线呈Ⅲ型或Ⅱ型。

3）IDC：X线表现多样，可呈肿块、肿块伴钙化、结构扭曲或单纯钙化改变，以前两者最常见，呈边缘浸润性生长的肿块或肿块伴多形性钙化。MRI呈肿块或非肿块样强化病灶，以肿块为表现者，T$_2$WI呈等信号，ADC值较低，边缘不规则或毛刺状，增强后呈边缘强化或不均匀强化，典型者动态增强曲线呈Ⅲ型。

（赵秋枫　顾雅佳）

3.3.5　髓样癌

（1）概述

乳腺髓样癌（medullary breast carcinoma）是浸润性癌的一个亚型，占浸润性乳腺癌不足5％。易发生于年轻女性，占35岁以下年轻女性乳腺癌的11％，年龄为45～54岁。白种人少见。有研究发现，髓样癌在BRCA1突变的女性中多见。

（2）病理

乳腺髓样癌以肿瘤细胞合体状生长和间质内弥漫淋巴细胞浸润为其病理学特征。

肉眼观察，肿瘤边界清楚、质软、均质、切缘灰白湿润，较大病灶内可见出血和坏死。

WHO乳腺肿瘤组织学分类（2003）中，明确提出诊断髓样癌的5个经典组织学特征：①合体细胞结构占肿瘤组织≥75％；②全部肿瘤组织不具有腺样或管状结构；③间质中淋巴浆细胞浸润；④癌细胞多呈圆形，胞质丰富，泡状核，核异型明显，呈2～3级，核分裂多见；⑤低倍镜下，肿瘤组织有清楚边界，呈推挤状，肿瘤外周有纤维带。该分类同时指出，当肿瘤有明显的合体细胞特征并符合其他2～3项标准时，诊断为非典型髓样癌（atypical medullary carcinoma）。WHO乳腺肿瘤组织学分类（2012）将髓样癌与非典型髓样癌、伴有髓样特征的浸润性癌（非特殊性）归为浸润性癌中的"具髓样特征的癌"（carcinoma with medullary features）。免疫组织化学检查，髓样癌的ER、PR及HER-2多呈阴性表达，P53高表达。

（3）临床表现

患者多以乳腺肿块就诊，病变生长相对缓慢，易被患者和医师忽视。腋窝淋巴结肿大多为反应性，而转移率较低，预后相对较好。目前，临床对于乳腺髓样癌的治疗多采用手术加辅助放、化疗。资料表明，p53高表达可提高患者对辅助治疗的敏感性。同时，大量淋巴细胞浸润使得在髓样癌中存在一种或几种高表达自身抗原的假设成为可能，为免疫治疗的进一步研究奠定基础。有研究发现，乳腺髓样癌与炎性反应明显的Ⅲ级IDC预后差异无统计学意义，但均优于无明显炎性反应的Ⅲ级IDC。

（4）MRI表现

超声及X线很难将髓样癌与其他实性的良性及恶性肿瘤区分开。乳腺髓样癌MRI表现为肿块病灶。髓样癌病理上呈膨胀性生长，推压周围组织，外周有纤维带，周围伴明显的淋巴浆细胞反应，使得病灶呈圆形、卵圆形，边界清晰，尚未见有毛刺状边缘的报道。T$_2$WI病灶边缘可见低信号假包膜。癌组织内成分较单一，主要为大量弥漫排列的肿瘤细胞，间质成分较少。因而T$_2$WI病灶呈等信号或稍高信号，DWI呈高信号。早期增强扫描的表现取决于病灶内是否伴有坏死或分隔，可呈均匀或不均匀强化，并可见病灶内的强化分隔，粗大或者纤细。晚期增强扫描病灶多呈环状强化（图3-39），对应于病灶膨胀性生长致病灶周缘的炎性反应。动态增强扫描曲线呈Ⅲ型或Ⅱ

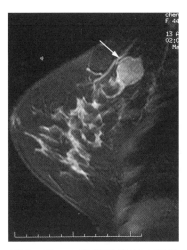

图 3-39 右乳髓样癌 MRI 表现

注：矢状面增强扫描显示右乳上方肿块，卵圆形，边缘清晰，均匀强化。

型。并且，因病灶内含有丰富的微血管，使得动态增强扫描曲线早期相呈快速上升型。

髓样癌与不典型髓样癌及伴有髓样特征的浸润性癌在 MRI 上无法鉴别，仅能通过病理结果进行区分。

（5）诊断要点

乳腺髓样癌的发病率低，多见于年轻女性。其影像学诊断要点如下。

1）X 线表现为圆形或卵圆形、边缘小分叶状的高密度肿块。

2）超声呈圆形或卵圆形、边缘小分叶状低回声肿块，肿瘤周围水肿呈现厚的晕症，后方声影

增强。

3）MRI 表现为边界清晰的圆形、卵圆形肿块。T_2WI 病灶呈等信号或稍高信号，病灶边缘可见低信号假包膜，DWI 呈高信号。早期增强扫描呈均匀、不均匀或环状强化，晚期增强扫描呈环状强化。动态增强曲线呈 III 型或 II 型。

（6）鉴别诊断

乳腺髓样癌需与纤维腺瘤、黏液癌、IDC 及叶状肿瘤鉴别。

1）纤维腺瘤：较髓样癌见于更年轻的女性，X 线呈等密度，边缘清晰或肿块在一个投照位置边界清晰，另一投照位置看不见肿块，或肿块大部分边界（＞50％）为正常腺体所遮蔽。MRI 上病灶 T_2WI 呈高信号，动态增强曲线呈 I 型（图 3-40）。

2）黏液癌：多见于年长的绝经期女性，病灶 T_2WI 呈明显高信号，动态增强扫描呈渐进性强化，曲线呈 I 或 II 型。

3）IDC：X 线表现多样，可呈肿块、肿块伴钙化、结构扭曲或单纯钙化改变，以前两者最常见，呈边缘浸润性生长的肿块或肿块伴多形性钙化。MRI 上可呈肿块或非肿块样强化病灶，以肿块为表现者，边缘不规则或毛刺状。

4）叶状肿瘤：发病年龄 45～49 岁，病灶多较大，呈边界清晰的圆形或卵圆形肿块，超声检查内部回声不均，MRI 示病灶 T_1WI 高信号出血，T_2WI 见内部裂隙样高信号，呈不均匀强化（图 3-41）。

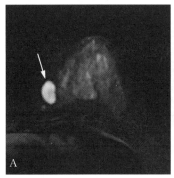 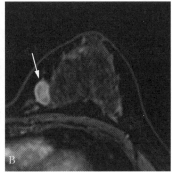 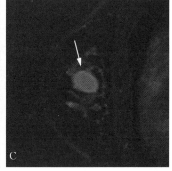

图 3-40 纤维腺瘤 MRI 表现

注：患者，34 岁，女性。左乳内侧深部椭圆形肿块，横断位脂肪抑制 T_2WI（A）显示病灶呈高信号；横断位早期增强（B）病灶呈不均匀强化，边缘光滑；矢状面延迟增强（C）病灶呈均匀强化，边界清晰。

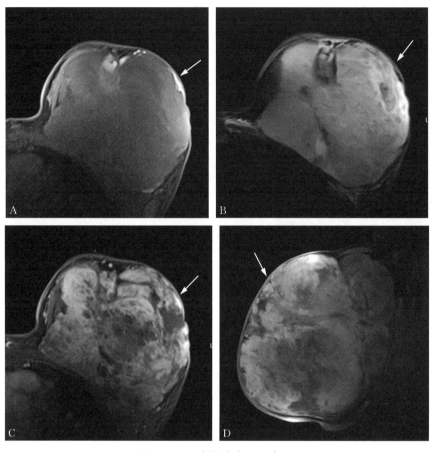

图 3 - 41　叶状肿瘤 MRI 表现

注：患者，43岁，女性。左乳巨大不规则肿块，横断位脂肪抑制 T_1WI（A）显示病灶呈低信号，内见多发不规则高信号区；横断位脂肪抑制 T_2WI（B）病灶呈不均匀高信号，内见裂隙状更高信号，病灶周围水肿；横断位（C）及矢状位增强（D）呈不均匀强化，边界清晰，边缘不规则。

（赵秋枫　顾雅佳）

3.3.6　浸润性乳头状癌

（1）概述

浸润性乳头状癌（invasive papillary carcinoma，IPC）是一种发病率较低的特殊浸润性癌，占所有新发浸润性乳腺癌的比例不足 2%。多见于绝经后女性、非白种人群，亦有男性病例的报道。

（2）病理

WHO 乳腺肿瘤组织学分类（2012）将其定义为病灶内浸润性成分中超过 90% 为乳头状形态的浸润性腺癌。伴有浸润性非乳头状癌的包被性乳头状癌及实性乳头状癌，不可归为 IPC。病

灶常发生于乳晕区的大导管，亦可源于中小导管。

肉眼观察可见，肿瘤呈乳头状或分叶状，紫红色或者灰白色，质软或脆而易脱落，可伴有出血坏死。实性区切面多呈灰白色。

光镜下癌细胞排列成乳头状结构，中心为纤维血管束，表面被覆单层或复层异型腺上皮细胞，极性紊乱，≥90% 的乳头肌上皮消失，核深染，常见核分裂象。膨胀性生长的 IPC 境界清楚，显示纤细或钝性乳头及局灶性实性生长区域。细胞质为典型的双嗜性，可见大汗腺细胞，亦可见类似小管癌的顶浆分泌小突起。肿瘤细胞核呈中等级

别,多数呈组织学级别 2 级。75％以上的病例存在导管内癌,多呈乳头状,少数病例在浸润区与原位病灶中均显示乳头状特征而难以确定两者间的比例。癌组织突破导管基底膜伴间质浸润,浸润区多位于病灶周边,多数病灶为间质较少的"单纯性"乳头状癌,部分病灶可伴有其他浸润性癌成分,如 IDC、ILC、浸润性微乳头状癌等。免疫组织化学检查结果多数肿瘤呈 ER、PR 表达阳性,HER-2 阴性。

（3）临床表现

患者多以无痛性乳房肿块就诊,22％～34％的患者伴有血性乳头溢液。肿块境界较清,活动度较好,部分可触及囊性感。较少发生淋巴结转移。预后优于 IDC。目前,临床对于乳腺 IPC 的治疗首选手术切除,按浸润性癌的处理原则进行,因患者多为老年人,应根据患者的自身情况进行辅助放化疗,对于 ER、PR 阳性者进行内分泌治疗,HER-2 阳性者仍适用赫赛汀靶向治疗。预后因浸润性癌成分的含量和病理类型及组织学分级的不同而有差异,大多数为低分级,生长缓慢,淋巴结转移率低,很少发生远处转移,预后优于IDC,5 年生存率高于 90％,且 ER、PR 阳性者预后较阴性者好。4 种分子分型中,luminal A 型者优于 luminal B 型、HER-2 阳性型及三阴性型。如与 IDC、ILC 或浸润性微乳头状癌并存则预后渐差。

（4）MRI 表现

病灶多源于大导管,而位于乳晕后方,亦可起源于中小导管而位于乳腺周边。呈膨胀性生长,较小的病灶呈圆形、卵圆形肿块,部分边缘不规则,较大的病灶呈不规则肿块（图 3-42）,多边缘光滑,毛刺样边缘较少见,多见于混合有其他浸润性癌成分时。常见为单个象限内的多发病灶（图 3-43）。亦可表现为段样、线样分布的非肿块样强化灶,多呈簇状强化。病灶周边可见扩张的乳导管及 T_1WI 导管内高信号。T_2WI 病灶呈不均匀高信号。早期增强呈均匀或不均匀强化,晚期增强呈边缘强化。动态增强曲线呈Ⅲ型或Ⅱ型。MRI 表现与其他乳头状肿瘤,如导管内乳头状癌、导管内乳头状瘤、包被性乳头状癌等有重叠,MRI 检查的作用在于对病灶范围的显示及发现多发病灶。有文献报道,DWI 有助于鉴别良、恶性乳头状肿瘤,恶性者 ADC 值低于良性者。

（5）诊断要点

IPC 多见于绝经后女性,临床以乳房肿块伴乳头血性溢液多见。其影像学诊断要点如下。

1）X 线表现呈圆形、卵圆形,边缘清晰或部分边缘不清,高密度肿块,可多发,且多位于同一象限,多不伴有微钙化。

2）X 线乳腺导管造影有助于发现乳头溢液患者的诊断,导管扩张,管壁不规则,导管内充盈缺损。

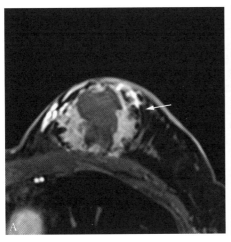
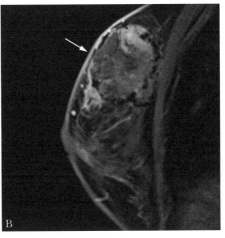

图 3-42　浸润性乳头状癌 MRI 表现

注:横断位早期增强(A)显示左乳内上象限不规则环状强化肿块;矢状位延迟增强扫描(B)呈轻度的环状强化。

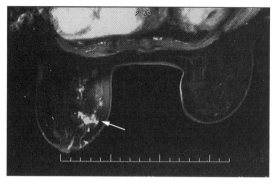

图3－43　浸润性乳头状癌 MRI 表现

注：横断位增强扫描示左乳内侧多发肿块、点状强化灶，较大病灶呈卵圆形，边缘光滑，均匀强化。

3）超声呈实性或囊实性肿块。

4）MRI 显示 T_2WI 呈不均匀高信号。较小病灶呈圆形、卵圆形，部分边缘不规则。较大病灶可呈不规则形，均匀或不均匀强化。亦可呈段样或线样分布的非肿块强化灶，簇状强化。动态增强曲线呈Ⅲ型或Ⅱ型。可见扩张的乳腺导管及 T_1WI 导管内高信号。

（6）鉴别诊断

IPC 需与导管内乳头状癌、纤维腺瘤、IDC 及叶状肿瘤鉴别。

1）导管内乳头状癌：MRI 可呈点状、肿块或线样、段样非肿块样强化病灶，多位于乳头周围 3 cm 内。动态 MRI 增强扫描曲线多呈Ⅰ型或Ⅱ型（图3－44）。

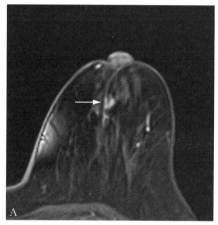
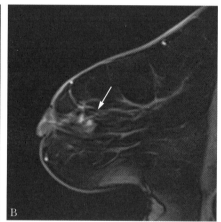

图3－44　导管内乳头状癌 MRI 表现

注：横断位（A）及矢状位（B）增强扫描示左乳晕后方多发点状强化灶。

2）纤维腺瘤：多见于年轻女性，X 线呈等密度，边缘清晰或肿块在一个投照位置边界清晰，另一投照位置看不见肿块，或肿块大部分边界（＞50％）为正常腺体所遮蔽。MRI 示病灶 T_2WI 呈高信号，动态增强曲线呈Ⅰ型。

3）IDC：X 线表现多样，可呈肿块、肿块伴钙化、结构扭曲或单纯钙化改变，以前两者最常见，呈边缘浸润性生长的肿块或肿块伴多形性钙化。MRI 可呈肿块或非肿块样强化病灶，以肿块为表现者，毛刺状边缘较常见。

4）叶状肿瘤：发病年龄较 IPC 年轻，病灶多较大，呈明显的囊实性肿块，良性者边缘呈分叶状，交界性或恶性者边缘不规则。

（赵秋枫　顾雅佳）

3.3.7　实性乳头状癌

（1）概述

乳腺实性乳头状癌最早由 Maluf 等在 1995 年提出，但对其认识可追溯到 Cross 等的研究，后者将浆液性乳头腺癌（serum papillary adenocarcinoma，SPC）命名为内分泌型导管原位癌（E－DCIS），并有诸多学者沿用这一命名。而 Rosen 等在《AFIP 乳腺分册》中则首次将其以"乳头状癌实体变型"命名。2002 年，WHO 分类还缺乏此命名,但在实性神经内分泌癌中有提及。根据文献,以上研究的病例绝大多数病理类型特征一致,属于同一种疾病。而在 WHO 乳腺肿瘤组织学分类(2012)中,正式以 SPC 命名这一类型疾病,归类于乳头状肿瘤,同时也在伴神经内分泌癌的亚型中有所提及。

(2)病理

病理学上具有 4 个显著的特征:实体性乳头、多为导管内肿瘤、常伴有黏液分泌和神经内分泌分化。病理学诊断参照以下标准:①具有 SPC 的形态学特点,符合 WHO 乳腺肿瘤组织学分类(2012)中 SPC 的诊断标准;②≥50% 的肿瘤细胞有以下 2 种及以上神经内分泌标志呈阳性,即CgA、Syn 和 NSE,但这并非诊断的必要条件。

(3)临床表现

SPC 好发于老年女性,恶性程度低,预后较好。SPC 多见于 60 岁以上女性,较普通型浸润性乳腺癌好发年龄高 10 多岁。但 SPC 也偶见于年龄<60 岁的患者或年轻女性。有文献报道乳腺SPC 也可见于男性患者。

(4)MRI 表现

1)好发部位及 MRI 平扫特点:多见于乳晕后区(即病变距乳头距离<2.0 cm 处),T_1WI 平扫部分可显示导管扩张,结合其乳头溢血/液的临床表现,支持乳腺 SPC 是一种特殊类型的乳头状肿瘤。T_2WI 为高信号者占很大比例,通常提示病灶富含黏液成分。诸多病理学者认为乳腺 SPC 细胞内和细胞外均可含黏液,在细胞内呈印戒样改变,在细胞之间以黏液湖形式出现在肿瘤细胞群中,这一观点可以解释 T_2WI 高信号的病理基础。

2)MRI 增强扫描:临床症状提示乳头溢液者均表现为非肿块样强化,临床扪及肿块者多表现为肿块样强化,说明 SPC 的强化形态与其临床表现存在一定的关联。2 种强化形态的 SPC 亦对应特定的强化方式。

首先,非肿块样强化病例中,强化分布大多为导管样强化、段样强化,提示 SPC 病灶可能沿导管走行分布,符合 SPC 大多是导管内肿瘤的病理学特征;而在 SPC 中这 2 种分布相应的强化方式分别为点簇状强化及卵石样强化(图 3-45、3-46),这一特征性改变可能与乳腺 SPC 具有典型实体乳头状形态有关,而内部强化形态与病灶大小相关,当病灶及分布范围较小时,内部呈点簇状强化,当病灶较大、分布范围较广时,内部呈卵石样强化。

其次,在肿块样强化病例中,强化方式为环状不均匀强化(图 3-47)。与乳腺炎症的环状强化不同,乳腺 SPC 的环状强化呈边缘较厚的环形明显强化,内部呈晕状稍高信号,而中心呈低信号,

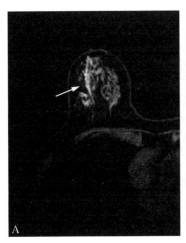
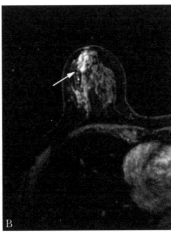
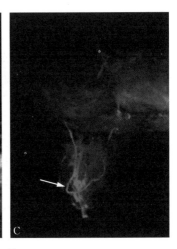

图 3-45 右乳实性乳头状癌 MRI 表现

注:A. 横断位 T_1WI 平扫,右乳晕后区导管扩张,呈高信号;B. 横断位 T_1WI 增强,右乳晕后区病变呈点簇状强化;C. MIP(最大密度投影)重建,病灶沿导管样走行。

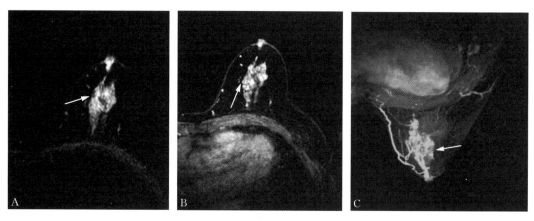

图 3-46 左乳实性乳头状癌 MRI 表现(一)

注:A. 横断位 T_2WI,左乳晕后区病灶呈高信号;B. 横断位 T_1WI 增强,病灶呈卵石样强化;C. MIP,病灶呈段样走行。

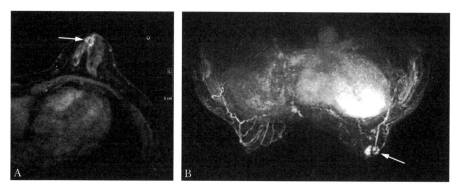

图 3-47 左乳实性乳头状癌 MRI 表现(二)

注:A. 横断位 T_1WI 增强,左乳晕后区病灶呈环形不均匀强化,边缘稍厚,内部呈晕状稍高信号,中心呈低信号;B. MIP,左乳晕后区病灶后方见成串小结节。

这可能是由于当病灶较大形成肿块时,SPC 中实性成分内的纤维血管间隔及其周围微腺囊腔隙较明显,因而得以在 MRI 增强上呈上述强化模式。而在肿块样强化病例中,部分发现邻近腺体周围有成串强化小结节,这可能与 SPC 常伴有肿瘤细胞向邻近导管的佩吉特样扩散有关。

(5)诊断要点

SPC 作为一种特殊类型的乳头状肿瘤,好发于老年女性,多见于乳晕后区,常伴有导管扩张,T_2WI 多呈高信号。MRI 增强扫描呈非肿块样强化的 SPC 比例较高,以导管样点簇状及段样卵石样强化模式为主;而对于肿块样强化的 SPC,以环状不均匀强化模式为主,且周围腺体常发现伴随征象。

(6)鉴别诊断

1)导管内乳头状肿瘤:导管内乳头状肿瘤好发于 40～50 岁女性,较 SPC 患者年轻 10～20 岁。但乳腺 SPC 临床症状及 MRI 增强扫描表现与导管内乳头状肿瘤存在很多相似之处。同时有研究指出,乳腺 SPC 常与导管内乳头状肿瘤并存,因此两者在影像鉴别诊断上存在一定的困难。

2)导管原位癌:SPC 在 MRI 增强扫描上多表现为导管样及段样强化,此强化模式最多见于导管原位癌。乳腺 SPC 过去曾被称为内分泌型导管原位癌,说明该肿瘤有一部分实际上为导管内癌,两者无论在病理学还是影像表现上均存在共性之处,同样,对影像学的鉴别诊断有待进一步研究。

（尤　超　顾雅佳）

3.3.8　包裹性乳头状癌

（1）概述

包裹性乳头状癌（encapsulated papillary carcinoma，EPC）是一种发病率较低的特殊浸润性癌，占所有新发浸润性乳腺癌的1%～2%。多见于绝经后女性，亦有男性发病。

（2）病理

WHO乳腺肿瘤组织学分类（2012）将其定义为乳头状癌的变异型。其特征是：由低-中核级肿瘤上皮细胞被覆的纤维血管细乳头完全包裹在纤维被膜内。多数病例的乳头内或病变周围缺少肌上皮细胞层。

肉眼观察表现为纤维囊壁内的脆性肿物。

低倍镜下可见明显的纤维性厚包膜，包裹的结节由纤维血管细乳头构成，乳头表面衬覆低-中核级的单一型肿瘤性上皮细胞。上皮细胞通常排列成实性或筛状结构。偶尔，细胞略呈梭形。包裹性乳头状癌的纤维血管乳头内或病变周围缺少肌上皮细胞层。HE切片和免疫组织化学染色均能证实肌上皮细胞缺失，故目前认为包裹性乳头状癌可能是一种最低限度的浸润癌，或者是一种低级别、惰性浸润癌，而不是原位性病变。有人认为包裹性乳头状癌是原位癌和浸润癌的"过渡"

型。显著浸润癌的诊断，需要确认肿瘤性上皮成分侵犯纤维性包膜外。真性浸润要与肿瘤性上皮细胞嵌入纤维性包膜仔细鉴别，也要与穿刺活体组织检查引起的上皮移位进行鉴别，后者应依靠组织学鉴别，肌上皮标志物的免疫组织化学染色检查对此没有帮助。

（3）临床表现

多表现为可触及的逐渐增大的肿块，伴或不伴乳头溢液。肿块境界较清，活动度较好，部分可触及囊性感。目前，临床对于乳腺包裹性乳头状癌的治疗首选手术切除，如果周围乳腺组织中没有导管原位癌或浸润癌，包裹性乳头状癌的预后非常好，仅需局部切除治疗。少数情况下，发生淋巴结转移，转移灶具有乳头状癌特征。如果周围乳腺组织伴发导管原位癌，局部复发风险升高。完全切除包裹性乳头状癌，对病变及周围组织进行广泛取材，是决定治疗和判断复发风险所必需的。

（4）MRI表现

病灶多源于大导管而位于乳晕后方，亦可起源于中小导管而位于乳腺周边。呈膨胀性生长。一般表现为单发的圆形或卵圆形肿块，多边缘光滑。MRI扫描常表现为囊实性肿块，实性成分呈壁结节样改变（图3-48），T_1WI等信号、T_2WI稍高信号，增强后强化明显，动态增强曲线呈Ⅱ型或Ⅲ型。当病灶较小时，MRI表现与其他乳头状肿瘤，如导管内乳头状瘤、导管内乳头状瘤、浸润

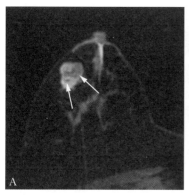
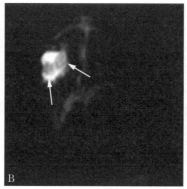
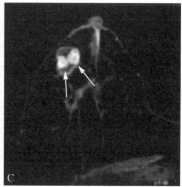

图3-48　右乳包裹性乳头状癌MRI表现

注：T_1WI（A）显示右乳外侧9点钟方向呈现卵圆形肿块，实性成分呈等信号；T_2WI（B）呈囊实性肿块，实性成分呈稍高信号；增强后（C）实性成分强化明显呈壁结节样改变。

性乳头状癌等有重叠。有文献报道,DWI 有助于鉴别良、恶性乳头状肿瘤,恶性者 ADC 值要低于良性者。

(5)诊断要点

包裹性乳头状癌多见于绝经后女性,临床以乳房肿块多见,伴或不伴乳头溢液。其影像学诊断要点如下。

1)X 线呈单发的圆形、卵圆形,边缘清晰或部分边缘不清,高密度肿块。

2)超声检查呈囊实性肿块或实性肿块。

3)MRI 呈圆形或卵圆形囊实性肿块,实性成分呈壁结节样改变,增强后实性成分明显强化。部分较小者可表现为乳晕后区边界清楚的实性肿块。

(6)鉴别诊断

乳腺包裹性乳头状癌需与导管内乳头状瘤、导管内乳头状癌、浸润性乳头状癌及叶状肿瘤鉴别。

1)导管内乳头状瘤:中央型乳头状瘤 MRI 多表现为位于乳头后方的强化结节(图 3-49),多单发,当导管呈囊状扩张时与包被性乳头状癌较难鉴别,但导管内乳头状瘤多呈持续性强化。而周围型导管内乳头状瘤多表现为非乳晕区沿导管分布的多发结节状强化影,伴或不伴导管扩张,多为实性病灶,与包裹性乳头状癌较容易鉴别。

2)导管内乳头状癌:MRI 常表现为囊实性肿块,与包裹性乳头状癌较难鉴别,确诊往往只能依靠病理学及免疫组织化学检查。

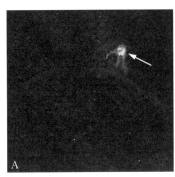
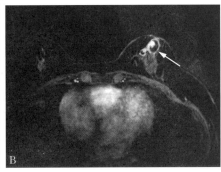
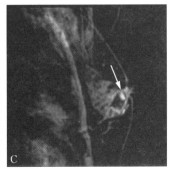

图 3-49 左乳导管内乳头状瘤 MRI 表现

注:T$_2$WI 上左乳晕后区囊性肿块,内见低信号分隔(A);增强早期囊内可见强化壁结节,大囊后方另见一枚小囊(B);矢状位延迟强化可见壁结节持续强化(C)。

3)浸润性乳头状癌:临床常表现为伴乳头溢血的肿块,MRI 表现为不规则实性肿块,或段样、线样分布的非肿块样强化灶,多呈簇状强化。

4)叶状肿瘤:发病年龄较浸润性乳头状癌年轻,病灶多较大,呈明显的囊实性肿块,良性者边缘分叶状,交界性或恶性者边缘不规则。

(姜婷婷 顾雅佳)

3.3.9 乳腺佩吉特病

(1)概述

乳腺 Paget 病(Paget disease of the breast,PDB)是一种少见的、以特征性腺癌细胞(Paget 细胞)在乳头表皮层浸润为特点的恶性肿瘤,仅占全部乳腺恶性肿瘤的 1%～3%。

(2)临床表现

乳腺 Paget 病的典型表现为乳头、乳晕区表皮的湿疹样改变,通常病程较长、经皮肤外用药物治疗无效。1874 年,Paget 医师首次报告了 15 例患慢性乳头溃疡的女性患者,在 2 年内都发展为乳腺癌,该病由此得名。临床未见典型的乳头-乳晕改变,仅在浸润癌切除乳腺中偶然发现的亚临床乳腺 Paget 病发生率远高于典型乳腺 Paget 病。

乳腺 Paget 病主要发生于女性患者,偶有男性乳腺 Paget 病的报道,但极罕见。乳腺 Paget 病发病年龄 26～88 岁,高峰年龄 50～60 岁;多数研究认为,乳头 Paget 病合并乳内恶性肿瘤的概率超过 90%。乳腺 Paget 病患者中仅半数乳内触诊或 X 线图像阳性。因此,触诊和 X 线图像阴性不能排除合并乳腺癌。

（3）病理

乳腺 Paget 病以乳头表皮层内浸润的恶性 Paget 细胞为特征(彩图 9)。Paget 细胞多呈圆形或卵圆形、胞质丰富、核大深染,单个沿基层表皮分布,或成簇形成导管样、腺样瘤巢。乳腺 Paget 病常与乳腺癌伴发,几乎全为导管癌,可能为 DCIS 或浸润性癌;乳腺 Paget 病伴发的 DCIS 多为肿块型或粉刺样坏死型。

通常,乳头细胞涂片就可以确立诊断,但临床通常采用乳头活体组织检查术,以取得全层细胞,从而显示 Paget 细胞与泌乳导管的关系。当无法明确病变下方伴有导管癌时,乳腺 Paget 病需与黑色素瘤、原位鳞状上皮癌(Bowen disease,鲍恩病)鉴别,需要依赖免疫组织化学指标。乳腺 Paget 病通常 pECA 阳性、S-100 阴性,而黑色素瘤则相反;激素受体(ER 或 PR)阳性也可以帮助诊断乳腺 Paget 病,但约半数乳腺 Paget 病激素受体阴性。约 80% 的 Paget 细胞表达 HER-2,表达量与下方的导管癌相关。几乎所有 Paget 细胞 CK7 阳性,而鲍恩病细胞 CK7 阴性、CK5/6 和 P63 阳性,借此可区分 2 种疾病。

关于乳腺 Paget 病的病因,目前主要有 2 种假说。其中占主导的是"嗜表皮假说",即恶性细胞起源于乳内浸润性癌或 DCIS 病灶,顺基底膜沿泌乳导管迁移至乳头-乳晕区。支持该假说的主要依据是,大部分乳腺 Paget 病患者合并乳内恶性肿瘤;同时,很多研究报道 Paget 细胞的免疫组织化学检查结果与乳内导管癌细胞相仿,而与乳头区表皮的角化细胞不同;Paget 细胞表达的分子标志物也与乳腺癌细胞相仿。研究显示,超过 80% 的 Paget 细胞 HER-2 基因过表达,而乳头正常表皮细胞几乎不表达。"转化假说"则认为,恶性 Paget 细胞由乳头表皮角化细胞转化而来,乳腺 Paget 病本质上是一种发生于乳头、独立于乳内乳腺癌的表皮内原位癌。支持该假说的证据包括:少数乳腺 Paget 病不合并乳内病灶;部分乳腺 Paget 病患者的乳内病灶远离乳头-乳晕区;

Paget 细胞与乳头正常表皮细胞间存在桥粒连接,并且发现形态介于 Paget 细胞和表皮细胞之间的"前 Paget 细胞"。

（4）MRI 表现

对乳腺 Paget 病患者,术前乳腺 MRI 不仅能显示乳头区病变,且对于乳腺实质内的病灶也有很高的灵敏度和特异度,对触诊或乳腺 X 线影像阴性的患者尤其有意义。特别是拟进行保乳手术的乳腺 Paget 病患者,术前应行乳腺 MRI 检查以精准判断病灶范围,排除潜在乳腺癌或多中心乳腺癌。

乳腺 Paget 病的 MRI 表现包括乳头异常强化、乳晕区增厚和强化、乳内 DCIS 或浸润癌灶强化,可以仅表现为其中之一,或同时合并多种表现。在 MRI 增强图像上,正常乳头可无强化、中等强化或显著强化,强化程度与该区域血管密度有关,但几乎总是两侧对称(图 3-50);而乳腺 Paget 病,患侧乳头较对侧强化程度明显更高,可表现为乳头内结节样、圆盘状或不规则强化(图 3-51、3-52)。

MRI 检查对乳头-乳晕区的病灶显示较乳腺 X 线摄影灵敏度更高;除了乳头-乳晕区以外,乳内病灶可以发生在远离乳头-乳晕区的位置,诊断时尤其需要重视评估整个患侧及对侧乳房;文献报道乳腺 Paget 病中多灶、多中心乳腺癌的发生率分别为 41% 和 34%,对于乳腺 X 线图像未见或可疑的乳内病灶,MRI 检查通常能够灵敏、准确地评估。乳腺 Paget 病合并乳腺癌的 MRI 表现与一般导管癌相仿,可表现为肿块或非肿块样强化(图 3-53);对于 MRI 的可疑强化灶,可在 MRI 引导下取活体组织,并作病理检查,可有助于提高诊断特异度,降低假阳性率。

有时在乳腺筛查或由于其他原因行乳腺 MRI 检查的患者中,意外发现单侧乳头-乳晕区异常强化,应考虑乳腺 Paget 病的可能性。然而乳头-乳晕区的不对称强化并非乳腺 Paget 病的特异性表现,不足以作为确定诊断的依据,乳头腺瘤、局部进展性导管癌累及乳头等也可以引起这种征象,应注意鉴别,通常需要行活体组织检查确诊。小部分乳腺癌患者乳头无异常体征,MRI 上乳头-

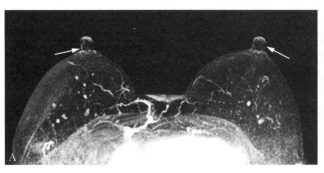

图 3-50　正常乳头强化 MRI 表现

注：2 例患者乳腺 MRI MIP 图像,示两侧乳头强化对称。A. 轻度强化；B. 显著强化。均为乳头正常强化。

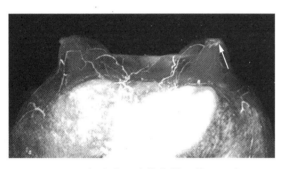

图 3-51　左乳头凹陷伴线样强化 MRI 表现

注：61 岁,女性,左乳头红肿、脱皮伴瘙痒 1 年余。乳腺 MRI MIP 图像示左乳头凹陷(与对侧相比)、乳晕后区线样强化；手术病理：左乳头 Paget 病,乳头底部个别导管扩张,腔内见肿瘤细胞(DCIS)。

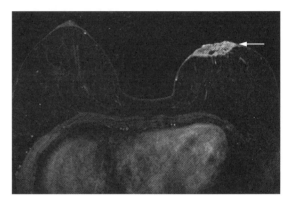

图 3-52　左乳头凹陷伴圆盘样强化 MRI 表现

注：55 岁,女性,左乳头反复破溃 28 年余。病理：左乳浸润性癌(非特殊类型)、乳头 Paget 病,乳腺 MRI 横断位 T_1WI 增强图像示左乳头局部凹陷、缺损伴明显强化(箭),与左乳晕后异常强化肿块融合,难以区分。

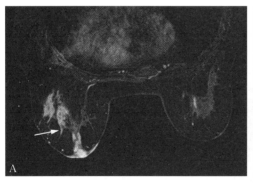

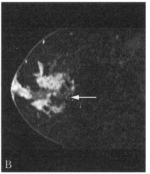

图 3-53　乳腺 Paget 病合并乳腺癌

注：患者,59 岁,女性,左乳溢液 1 年余,左乳胀痛 1 月余,查体见左乳头局部皮肤红肿,破溃后瘢痕组织形成。乳腺 MRI 动态增强成像横断位(A)和左乳矢状位(B)示左乳头凹陷、伴不规则强化,左乳外下伴节段性分布异常强化灶。术后病理：高级别导管内癌,伴微浸润,乳头 Paget 病。

乳晕区也无异常征象,仅在术后病理检查中发现乳头 Paget 细胞(图 3‑54)。

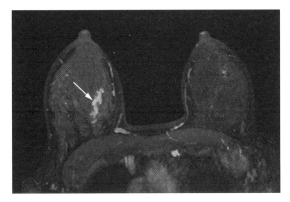

图 3‑54 亚临床乳腺 Paget 病

注:患者,47 岁,女性,发现右乳肿块 1 月余。右乳术后病理学检查,右乳内上 DCIS 伴浸润,右乳头发现 Paget 细胞(乳头 Paget 病);乳腺 MRI MIP 图像示右乳内上线样强化,右乳头影像未见明显异常(无凹陷、无异常强化)。

(5)诊断要点

乳腺 Paget 病是一种少见的乳腺恶性肿瘤,通常伴有明显、特征性的临床表现,影像学主要起到评估病变范围的作用。

1)乳腺 Paget 病患者临床表现通常为乳头‑乳晕区瘙痒、湿疹样或红斑样改变、乳头溃疡、乳头凹陷,伴或不伴血性溢液。

2)通常,需要对可疑的乳头‑乳晕区病灶进行全层活体组织检查来确诊乳腺 Paget 病,同时应对全乳进行影像学检查,评估乳内病灶。

3)乳腺 Paget 病在乳腺 X 线片可表现为乳头‑乳晕区改变:皮肤增厚、乳头回缩、可疑钙化或乳头‑乳晕区肿块;乳腺实质内病变可表现为可疑肿块,不对称致密,腺体结构扭曲或可疑钙化;近半数乳腺 Paget 病的病变范围在乳腺 X 线片上被低估。

4)乳腺 MRI 检查判断乳腺 Paget 病病变范围最精准,表现为患侧乳头异常强化、乳晕区增厚和强化、乳内 DCIS 或浸润癌灶强化;乳内癌灶的强化与一般 DCIS 或浸润癌类似。

(6)鉴别诊断

乳腺 Paget 病需要和其他累及乳头‑乳晕区的病变鉴别,其中良性病变包括乳头皮肤炎症(图 3‑55)、乳头腺瘤(图 3‑56)、乳头平滑肌瘤等,恶性病变包括浸润性癌侵犯乳头、乳头淋巴瘤、黑色素瘤、原位鳞状上皮癌等。良、恶性病变的临床及影像学表现可比较相似,常难以作出准确鉴别,活体组织检查通常是必要的。MRI 显示一侧乳头‑乳晕区异常改变、伴或不伴乳内可疑强化灶时,应想到乳腺 Paget 病的可能性。

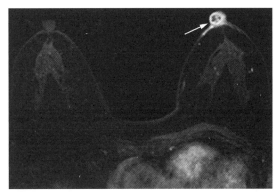

图 3‑55 乳头炎症

注:患者,61 岁,女性,发现左乳头肿块 5 d,伴触痛;病理学检查,左乳头炎症;乳腺 MRI 横断位 T_1WI 增强图像示左乳头增大,内见一环形强化结节(箭),左侧乳晕皮肤明显强化。

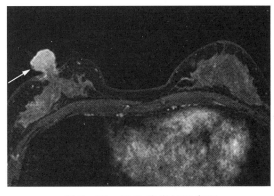

图 3‑56 乳头腺瘤 MRI 表现

注:患者,29 岁,女性,发现右乳头肿块 6 年,乳头破溃伴血性溢液 3 年。乳腺 MRI 横断位 T_1WI 增强图像示右乳头增大,乳头凹陷,乳头内见明显均匀强化结节(箭),右乳腺体实质内未见异常强化病灶。

(7)治疗和预后

仅累及乳头的乳腺 Paget 病归类为原位癌;

若合并乳内癌灶,Paget 病不改变乳内癌灶的分期。是否合并乳内癌灶是乳腺 Paget 病最重要的预后和治疗影响因素。乳腺 Paget 病常规须行全乳切除根治术,对一部分仅累及乳头的乳腺 Paget 病患者,可选择行保乳手术、联合术后放疗。是否需要行内分泌治疗、化疗或靶向治疗,取决于乳内癌灶性质。

(罗 冉 王丽君 汪登斌)

3.3.10 乳腺淋巴瘤

(1) 概述

乳腺淋巴瘤占乳腺恶性肿瘤的 0.04% ~ 0.5%。乳腺淋巴瘤可原发于乳腺,也可以继发于全身其他系统淋巴瘤。乳腺原发淋巴瘤的诊断一般采用 Wiseman 等在 1972 年提出的诊断标准:①乳腺病灶经病理检查确诊为淋巴瘤;②镜下见乳腺导管及小叶浸润,乳腺上皮无恶变;③既往无乳腺以外部位的淋巴瘤病史;④乳腺为首发部位,同时或随后可有同侧腋窝淋巴结受累;⑤骨髓穿刺结果正常。

WHO 乳腺肿瘤组织学分类(2012)将乳腺淋巴瘤分为如下几种类型:弥漫性大 B 细胞淋巴瘤(diffuse large B-cell lymphoma,DLBCL)、伯基特淋巴瘤(Burkitt lymphoma,BL)、T 细胞淋巴瘤(T-cell lymphoma)、黏膜相关淋巴组织结外边缘 B 细胞淋巴瘤(extradal marginal zone lymphomas of mucosa-associated lymphoid tissue,MALT 淋巴瘤)、滤泡性淋巴瘤(follicular lymphoma),其中 DLBCL 最常见,占所有乳腺淋巴瘤的 50% ~ 65%。乳腺淋巴瘤多见于绝经后女性,发病年龄为 50~60 岁,男性及儿童罕见。伯基特淋巴瘤多见于妊娠期或哺乳期妇女,也可见于青春期女性。部分 T 细胞淋巴瘤与隆胸或乳腺癌术后乳房重建时使用的乳腺植入物有关,硅胶或盐水植入物均有报道,以硅胶植入物多见。从植入物放置到 T 细胞淋巴瘤发病的中位时间为 8 年。

乳腺淋巴瘤患者多表现为无痛性肿块,可为多结节性,部分可伴有局部红、肿、热、痛、皮肤破溃及乳头增大,少数患者无临床症状,仅在影像学检查时被发现。伯基特淋巴瘤患者常表现为双侧乳腺进行性肿胀。文献报道乳腺淋巴瘤右侧多见,10% 患者双侧发病。50% 以上的乳腺淋巴瘤病例累及区域淋巴结。乳腺淋巴瘤在乳腺 X 线摄影上多表现为高密度肿块,边缘无毛刺,通常不伴有恶性钙化。在超声影像上,乳腺淋巴瘤多表现为边缘不清楚的低回声肿块,部分呈极低回声,后方回声增强,易被误认为乳腺囊肿。乳腺淋巴瘤在 X 线摄影及超声片上表现无特异性。乳腺 MRI 检查可提供多序列、多参数的成像,可对淋巴瘤的诊断及治疗评估提供较大的临床价值。

(2) 病理

乳腺淋巴瘤最常见的表现是界限清楚、大小不等的肿块,切面与其他部位的淋巴瘤相似,呈灰白鱼肉状,高级别肿瘤偶见出血坏死灶。虽然肉眼观察界限清楚,但大多数乳腺淋巴瘤的边界都呈浸润性,弥散至小叶和导管周围(彩图 10)。

组织学上,DLBCL 以大淋巴细胞弥漫性浸润为主要特征。小叶结构可能最容易受累而表现为结节状或假滤泡样结构。免疫组织化学检查,乳腺 DLBCL 具有成熟 B 细胞表型,表达 CD20、CD79a 和 PAX5。

乳腺伯基特淋巴瘤表现为形态单一的肿瘤细胞成片分布,细胞中等大,胞质嗜碱性,核圆形,核染色质粗,可见多个嗜碱性核仁。核分裂象非常多见。肿瘤细胞中散在大量吞噬核碎片的巨噬细胞,形成"星天"现象(彩图 11)。免疫组织化学检查,乳腺伯基特淋巴瘤表达 CD20、CD79a 和 PAX5。CD10 和 BCL6 染色阳性而 BCL2 阴性,Ki-67 检测其增殖率近乎 100%。

乳腺 T 细胞淋巴瘤多为 ALK 阴性间变性大细胞淋巴瘤,也称血清肿相关性 ALCL。细胞学上,肿瘤细胞体积大,多形性,胞质嗜碱性。组织学上,肿瘤细胞通常附于纤维囊上。乳腺 MALT 淋巴瘤的肿瘤细胞体积中等,胞质丰富、淡染,核不规则,染色质疏松,核仁不明显。有文献报道,MALT 淋巴瘤可转化为具有弥漫成片大细胞的 DLBCL。乳腺滤泡性淋巴瘤有结节状和弥漫性 2 种生长方式,肿瘤性滤泡态单一,边界不清,瘤内为生发中心细胞及不同数量的生发中心母细胞。

（3）乳腺 X 线表现

乳腺淋巴瘤包括原发淋巴瘤性和继发性淋巴瘤，原发性淋巴瘤以 NHL 多见，继发性淋巴瘤为乳腺最常见的转移瘤。在乳腺 X 线片上（图 3-57、3-58），69%～76% 的乳腺淋巴瘤表现为实性肿块，20% 表现为不对称，也有部分乳腺淋巴瘤在乳腺 X 线可无异常表现。肿块多呈卵圆形或类圆形，密度较周围腺体高或相等，内部基本不出现钙化；肿块边缘清楚，呈分叶状者较少见。肿块对周围浸润少，9% 可见邻近腺体结构扭曲。可伴有皮肤增厚和腋窝淋巴结肿大，但腋窝淋巴结增大与淋巴瘤的发生没有必然联系。

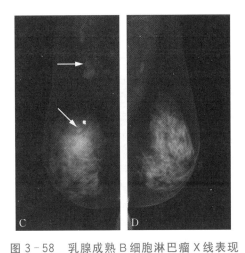

图 3-58　乳腺成熟 B 细胞淋巴瘤 X 线表现

注：右乳头尾位（A）、内外斜位（C）可见外上腺体密度较对侧增高，右侧腋下多发大淋巴结。

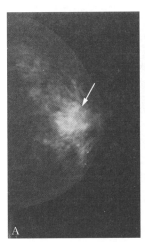
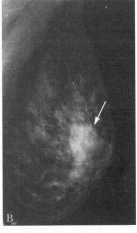

图 3-57　乳腺弥漫性大 B 细胞淋巴瘤 X 线表现

注：左乳头尾位（A）、内外斜位（B）可见乳晕后区高密度不规则肿块，边缘清楚，肿块内部未见到钙化。

仅凭影像学检查，较难鉴别原发性或继发性乳腺淋巴瘤。原发性乳腺淋巴瘤多为单发性肿块，继发性乳腺淋巴瘤可发现除乳腺外的其他病灶，在乳腺 X 线片上可表现为一侧或双侧多发肿块，少数可表现为一侧或双侧腺体弥漫性密度增高。

乳腺淋巴瘤在 X 线片上的表现与其他乳腺良性及恶性肿瘤有重叠，需要进行鉴别：表现为边缘清楚的肿块，需要与乳腺纤维腺瘤、乳腺髓样癌鉴别，而少部分表现为边缘不清楚的肿块，需要与乳腺浸润性癌鉴别。乳腺淋巴瘤出现弥漫性浸润时，需要与乳腺炎症或炎性乳癌鉴别。

（4）MRI 表现

乳腺淋巴瘤以 DLBCL 最常见，文献报道的乳腺淋巴瘤的 MRI 表现绝大部分为 DLBCL 的 MRI 表现（图 3-59、3-60）。乳腺淋巴瘤在 T_1WI 上相对于正常乳腺实质多呈等信号或低信号，T_2WI 上多呈稍高信号，内可见低信号或高信号的线样分隔，分隔信号与病灶内纤维化、水肿、血管有关。乳腺淋巴瘤在 DWI 上多呈均匀高信号，ADC 值（0.45～0.87）×10^{-3} mm²/s，治疗后 ADC 值可升高。乳腺淋巴瘤的 ADC 值与身体其他部位淋巴瘤 ADC 值相似，较乳腺浸润性癌 ADC 值较低，这与淋巴瘤细胞密度较高有关。淋巴瘤 TIC

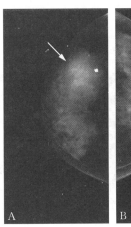
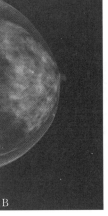

多表现为流出型或平台型,少数表现为上升型。
部分患者患侧或双侧腋下淋巴结肿大,淋巴结门

结构消失,部分淋巴结可融合。

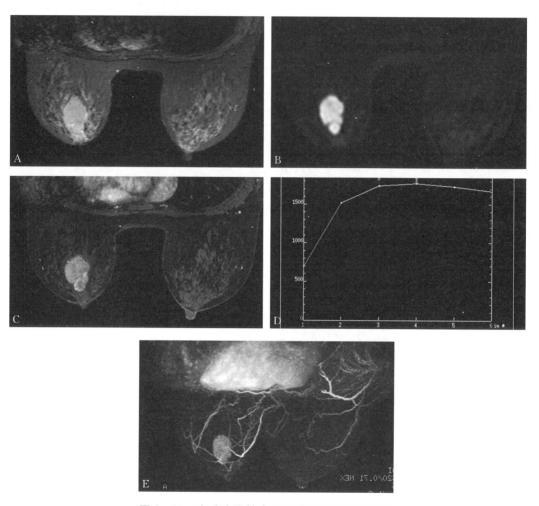

图 3-59　左乳弥漫性大 B 细胞淋巴瘤 MRI 表现

注:左乳晕后见异常信号肿块,类圆形,边缘清楚,内部信号尚均匀。STIR(A)上呈稍高信号;DWI(B)上呈高信号,ADC 值$(0.5\sim0.6)\times10^{-3}$ mm^2/s;增强明显均匀强化(C);TIC 呈快速-平台型(D);MIP 图像显示肿块周围血管增粗、增多(E)。

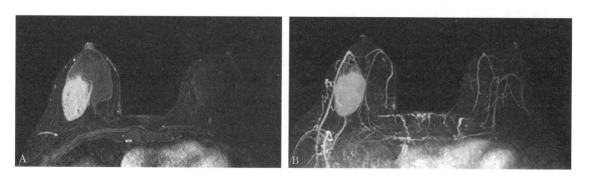

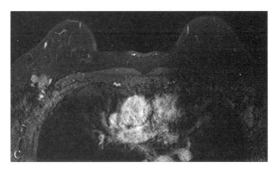

图 3 - 60　右乳弥漫性大 B 细胞淋巴瘤 MRI 表现

注：右乳 DLBCL,右乳外上见异常信号肿块,卵圆形,边缘清楚,内部信号尚均匀。增强明显均匀强化(A);MIP 图像显示肿块周围血管增粗、增多(B);右侧腋下可见多枚增大淋巴结,淋巴结门结构消失(C)。

乳腺淋巴瘤 MRI 表现为肿块型、非肿块型及弥漫型。乳腺淋巴瘤多表现为单发肿块型,多呈类圆形及不规则形,部分为多灶性或多中心性病灶,也可双侧发病。乳腺 MRI 较 X 线及超声检查更易发现多灶性、多中心性及对侧病灶。肿块边缘可光滑,但多数为局部不规则形,部分可表现为毛刺状,这与淋巴瘤浸润性生长方式有关。增强扫描病灶多呈明显均匀强化。非肿块样强化型比较少见,可表现为局灶性及区域性异常强化。少数乳腺淋巴瘤 MRI 表现为弥漫型,常累及整个乳腺,患侧乳腺弥漫水肿,增强呈弥漫结节状或斑片状异常强化。

(5) 诊断要点与鉴别诊断

1) 诊断要点：乳腺淋巴瘤发病率较低。诊断要点如下。

A. 乳腺 X 线多为不伴钙化的高密度肿块,也可表现为不对称。

B. 肿块边缘多不规则,少数边缘可见毛刺。

C. T_2WI 上多呈稍高信号。

D. DWI 上呈明显高信号,ADC 值 $(0.45 \sim 0.87) \times 10^{-3}$ mm^2/s。

E. 增强扫描信号明显均匀强化;坏死、囊变、出血少见。

F. 部分为多灶性或多中心性病灶,也可双侧发病。

2) 鉴别诊断：乳腺淋巴瘤的主要鉴别诊断是 IDC。这 2 种肿瘤边缘临床表现及发病年龄与乳腺癌相似,MRI 表现病灶边缘均以不规则形及毛刺状多见,DWI 均呈高信号,TIC 均以平台型或流出型为主,均提示为恶性肿瘤,但治疗方法不同,需鉴别诊断。IDC 内部常伴有明显的纤维结缔组织增生,肿块常较硬,T_2WI 呈稍低信号,边缘毛刺状;而淋巴瘤内部常无明显纤维结缔组织增生,细胞排列较密集,肿块常较软,T_2WI 呈稍高信号,边缘常可见肿瘤细胞呈浸润性生长,弥漫至小叶和导管周围。因此,其边缘常呈不规则形,甚至呈毛刺状。IDC 可出现乳头凹陷,而淋巴瘤发生于乳头内或累及乳头时,很少出现乳头凹陷,多表现为乳头增大。乳腺淋巴瘤细胞密度较高,DWI 呈高信号,ADC 值 $(0.45 \sim 0.87) \times 10^{-3}$ mm^2/s,较浸润性乳腺癌 ADC 值更低,此点有助于鉴别诊断。

需要与乳腺淋巴瘤鉴别的第 2 个常见疾病是乳腺炎,乳腺淋巴瘤弥漫浸润至整个乳腺时可出现乳房红、肿、热、痛等症状,患侧乳腺增大,皮肤水肿增厚,类似乳腺炎改变。伯基特淋巴瘤多见于妊娠期或哺乳期妇女,常表现为双侧乳房进行性肿胀,极易误诊为乳腺炎。但乳腺炎由于常伴有脓肿形成,在 MRI 增强图像上多表现为环形强化肿块,DWI 上表现为脓腔高信号,ADC 值减低。乳腺淋巴瘤未经治疗时内部囊变坏死比较少见,多表现为明显均匀强化的实质性肿块,DWI 信号均匀增高,ADC 值减低。病灶的增强方式及 DWI 表现有助于两者鉴别。妊娠期或哺乳期妇女出现双侧乳房进行性肿大时,应考虑到伯基特淋巴瘤的可能性。穿刺活体组织检查对于疾病的确诊及患者的治疗非常必要。

（6）治疗和预后

乳腺淋巴瘤5年无病生存率为53%,自发消退者罕见。乳腺淋巴瘤患者的治疗方式有手术治疗、放疗及化疗,其预后与淋巴瘤的组织学分型有关。原发性乳腺MALT淋巴瘤是惰性的,5年总生存率＞90%。多数病例经放疗或手术切除等局部治疗有效。伯基特淋巴瘤预后较差。

（王丽君　邬昊婷　汪登斌）

3.3.11　三阴性乳腺癌

（1）概述

三阴性乳腺癌（triple negative breast cancer, TNBC）是指在免疫组织化学检测中,ER、PR及HER-2/Neu均阴性表达的乳腺癌,是一类较为少见的具有特殊临床表现和病理学特点的乳腺癌亚型,侵袭性较强,预后较差,病死率高。文献报道TNBC占乳腺癌总数的10%～20%。平均发病年龄为50岁,在非洲裔美国妇女中发病率尤高。50岁以下非裔美国女性乳腺癌中TNBC可达39%,同一年龄段白种人女性约16%。亚洲女性发病率与白种人女性相近,以BRCA1基因突变患者更为多见。

TNBC具有特殊生物学行为及临床特点,侵袭性强,诊断时原发肿瘤往往较大、分化程度较低、增殖指数较高、淋巴结转移率高、分期较晚。病理类型以IDC占多数,组织学分级较高（多为Ⅲ级）。TNBC常携带BRCA1突变基因和p53突变基因。肿瘤细胞多表达基底细胞角蛋白（CK5/6、CK17）、EGFR和P53等,较少表达雄激素受体、E-钙黏着蛋白和细胞周期蛋白（cyclin）D。与其他类型乳腺癌相比,TNBC预后较差,较早发生局部复发和远处转移,内脏转移率高于骨转移,远处转移主要为肺和肝转移的发生率明显升高。

TNBC是一种缺乏激素效应的高危型乳腺癌,临床目前尚无针对TNBC的治疗指南,缺乏有效的内分泌治疗和针对ER或者HER-2的靶向治疗,常规治疗手段疗效不佳,对化疗较为敏感,术后复发和全身转移快,病死率高,使TNBC成为乳腺癌研究的热点之一。

（2）病理

乳腺癌具有高度异质性,即使临床与病理分期相同的乳腺癌,其生物学行为及对治疗的反应和预后可以截然不同。目前公认的乳腺癌分子分型主要有5个亚型:管腔A型与管腔B型、基底细胞样型、HER-2过表达型及正常乳腺样型。其中77%的基底样乳腺癌（basal-like breast cancer, BLBC）亚型免疫表型为三阴性,缺乏ER、PR、HER-2的表达,与TNBC有许多相似的生物学行为,两者的基因表达谱有近80%的重叠。然而两者又不完全相同,TNBC是由不同基因表达谱组成的异质性肿瘤;而BLBC主要通过基因芯片确诊,是肿瘤标志物及分子特征完全一致的同质性肿瘤。临床上常将两者进行比较研究,两者之间的相关性还有待进一步发现。

TNBC大多为高级别非特殊类型IDC,有50%～75%的TNBC经cDNA微阵列分析可归为BLBC,具有与BLBC高度一致的形态特征。组织结构上,组织学分级多为Ⅲ级,以推挤性生长方式为主,多见瘤细胞弥漫片状、带状分布于坏死组织周围;坏死率较高,多见大块地图状坏死和中央瘢痕;多见肿瘤内淋巴细胞浸润和高核分裂指数。细胞形态上,合体细胞和基底样细胞、鳞状细胞化生和梭形细胞化生多见。

Kandel等的研究表明,TNBC中位肿瘤直径为2 cm,50%有淋巴结转移。病理特征分析发现,此类乳腺癌组织学分级多为3级,细胞增殖比例较高,c-Kit、P53、EGFR表达多为阳性,基底细胞标志CK5/6及CK17多为阳性。

除高级别IDC外,化生性癌、髓样癌、分泌型癌、腺样囊性癌、低度恶性腺鳞癌等也可表现为三阴性表型。虽然这些肿瘤从免疫表型上均属于TNBC,但是形态学及预后有显著差异。其中如分泌型癌、腺样囊性癌、低度恶性腺鳞癌等预后较好。

（3）MRI表现

三阴性乳腺癌类型上以肿块强化为主,多表现为边缘光整的类圆形或椭圆形肿块,T_2WI上肿瘤中心多为高信号,病理学证实其主要与肿瘤内发生坏死有关（图3-61）。

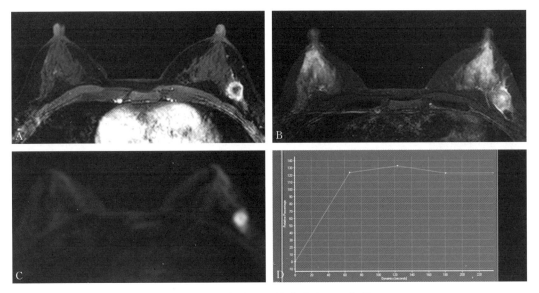

图 3-61　左乳三阴性乳腺癌 MRI 表现

注：患者，女性，46 岁。DCE-MRI(A)显示左乳头水平外侧一枚单发肿块，类圆形，肿块边缘不规则，增强后呈环形强化，内部坏死区未见强化；T_2WI(B)上肿块中心呈高信号，周围见片状水肿；DWI(C)上呈肿块高信号，ADC 值为 0.97×10^{-3} mm^2/s；肿块 TIC 呈平台型(D)。病理：左乳浸润性导管癌Ⅲ级(中央坏死型乳腺癌，三阴型)。

三阴性乳腺癌在增强上更倾向于表现为环形强化，这主要与肿瘤边缘区域微血管密度(microvessel density, MVD)高、中心性坏死或纤维化程度高有关，这也与中心区即非强化区 T_2WI 上高信号相对应。三阴性乳腺癌更易表现为快进快出的强化模式，即 TIC 以快速-流出型为主(Ⅲ型曲线)。坏死是侵袭性乳腺癌重要的预后因素，当出现环形强化及瘤内高 T_2WI 信号时，提示肿瘤恶性程度高，预后更差。

乳腺癌在 DWI 上通常呈现比乳腺良性病变和正常乳腺组织要高的信号强度，前者的 ADC 值也更低。有报道称，恶性肿瘤的平均 ADC 值($0.87 \sim 1.36) \times 10^{-3}$ mm^2/s，可推荐 1.23×10^{-3} mm^2/s 作为良恶性肿瘤的临界值。关于三阴性乳腺癌与非三阴性乳腺癌 ADC 值的比较，目前尚存在分歧。

(4) 诊断要点与鉴别诊断

1) 诊断要点：三阴性乳腺癌占女性乳腺癌总发病率的 10%～20%，多发生于绝经前年轻女性，且多有乳腺癌家族史。诊断要点如下。

A. 以肿块强化为主，多表现为边缘光整的类圆形或椭圆形肿块。

B. T_2WI 上多表现为中心区域高信号。

C. DCE-MRI 上多表现为环形强化。

D. TIC 以快速-流出型为主(Ⅲ型曲线)。

E. DWI 上呈高信号，ADC 值较低。

F. 若出现同侧腋下淋巴结肿大，提示转移，更有助于恶性肿瘤的诊断。

2) 鉴别诊断：三阴性乳腺癌的主要鉴别诊断是非三阴性乳腺癌。尽管这 2 种肿瘤的 MRI 特征经常重叠，但仍有一些特征可用以鉴别。三阴性乳腺癌绝大部分表现为肿块强化，肿块强化比例较非三阴性乳腺癌高，且边缘多较光整，DCE-MRI 上多表现为环形强化，中心区为非强化区并在 T_2WI 上呈高信号。而非三阴性乳腺癌肿块边缘多较不规则或有毛刺，增强上多表现为不均匀强化，且多没有 T_2WI 中心高信号的特征，有助于两者的鉴别。

三阴性乳腺癌第 2 个常见的鉴别诊断是良性肿瘤，如纤维腺瘤。纤维腺瘤形态以分叶状及类圆形为主，绝大部分边缘清楚，增强扫描多表现为均匀强化或不均匀强化，少数表现为不强化及环形强化，TIC 以上升型为主，T_2WI 高低信号比例相近，ADC 值较乳腺恶性肿瘤高。纤维腺瘤的形态学表现可与三阴性乳腺癌表现类似,常难以鉴别,特别是当纤维腺瘤表现为环形强化及 T_2WI 高信号时,这时其他 MRI 特征如 TIC 类型及 ADC 值可帮助两者鉴别诊断。

如遇到难以鉴别的强化肿块,穿刺活体组织检查对于疾病的确诊及患者的治疗非常必要。

（5）治疗和预后

目前,尚无针对 TNBC 系统的治疗指南。由于 TNBC 既不表达 ER、PR 和 HER-2,对常规的内分泌治疗不敏感,缺乏有效的靶向治疗方案,针对新靶点的靶向治疗药物尚在临床试验阶段。化疗对 TNBC 有较高的总缓解率及病理缓解率,较其他类型的乳腺癌更为敏感。目前,用于 TNBC 化疗的主要药物均存在潜在耐药,因此化疗时一般是将蒽环类、紫杉醇类及铂类行多药联合法和/或序贯疗法。有研究显示,序贯应用蒽环类与紫杉醇类的方案比使用相同剂量的其他方案疗效更好。目前,临床上 TNBC 的治疗一般按预后差的乳腺癌的常规治疗方案进行,术前新辅助化疗多采用紫杉类和蒽环类方案,术后辅助化疗多采用蒽环类方案,可使患者获得较高的病理完全缓解率。

TNBC 患者 5 年无病生存率和总生存率均低于其他类型的乳腺癌,早期局部复发和远处转移率较高,Dent 等研究显示,5 年随访发现 TNBC 的远处转移率显著高于非三阴性乳腺癌（33.9% vs. 22.4%）,治疗后 1～3 年为复发高峰期,大多数患者死于治疗最初的 5 年。淋巴结转移是 TNBC 独立的预后影响因素。三阴性乳腺癌预后较差,主要原因可能与其更具侵袭性的生物学特性和缺乏有效的减危手段有关。

（宋萌萌　张天月　汪登斌）

3.4　叶状肿瘤

（1）概述

乳腺叶状肿瘤（phyllodes tumors, PT）是一种少见的乳腺肿瘤,具有上皮及间叶细胞双向分化的特点,和纤维腺瘤同属乳腺纤维上皮性肿瘤,分别占乳腺原发性肿瘤和纤维上皮性肿瘤的 0.3%～1.0% 和 2.5%。

（2）病理

WHO 乳腺肿瘤组织学分类（2012）将 PT 分为 4 类:良性、交界性、恶性及导管周围间质肿瘤（低级别）,其中导管周围间质肿瘤（低级别）极罕见。目前,最常用的分类标准是根据肿瘤基质细胞数量、有丝分裂、基质细胞异型程度、间质过度增生、肿瘤边缘及恶性异源性成分的特点分为良性、交界性和恶性 3 个亚型,发生率分别为 40%～52%、13%～25% 和 35%～36%。当病变内出现恶性异源性成分（如脂肪肉瘤、软骨肉瘤、骨肉瘤）时,不论病理组织学表现如何,均将病变划分为恶性 PT。

PT 通常较大,直径多在 4～5 cm,肿块常呈分叶状或圆形、卵圆形,质地韧,界限清楚但无完整包膜,有些病变因侵犯周围乳腺组织而部分边界不清。切面灰白,肿瘤较小时呈实性,肿瘤较大时内部常见出血、坏死囊变及黏液变性区。整个肿瘤也可出现梗死,有时可见脂肪、软骨或骨的化生区域。镜下检查:主要包括间质和上皮 2 种成分。真正的肿瘤成分是过度增生的间质细胞,即成纤维细胞。这些细胞失去了正常的排列方式,呈编织状、网状或旋涡状排列。肿瘤细胞可均匀弥散分布,可区域性疏密不等,也可有黏液变性或出血坏死。肿瘤细胞有不同程度的异型性和多少不等的核分裂象。复发性肿瘤的组织学形态基本同原发瘤,或趋于恶性化;转移灶则只有恶性间质成分。肿瘤内的上皮成分为良性,常形成腺管或衬覆于囊腔、裂隙表面。细胞可正常、萎缩或增生,无异型,有时伴鳞状上皮样化生,也可呈大汗腺样化生。上皮细胞增生明显时,细胞层数增多,可形成乳头突入囊腔。上皮成分可多可少,一般间质成分分化越差,上皮成分就越少。PT 中有时可见纤维腺瘤样结构,也可发生纤维囊性变、腺病、上皮增生或不典型增生。浸润性导管癌、小叶癌及原位癌可在 PT 中发生,但非常罕见。虽然 PT 主要由纤维细胞组成,也可以发生脂肪、软骨、平滑肌和横纹肌成肌细胞分化。所有这些成分都可能发展成为肉瘤。这些成分的存在预示 PT 预后差。

用于区分良性、交界性和恶性 PT 的组织学特征应当综合考虑,单独强调某一个特征可能导致过诊断。三者特征如表 3-1 所示。

表 3-1　3 种类型 PT 的病理特征

病理特征	良性	交界性	恶性
间质细胞增生	轻度	中度	重度
间质细胞异型性	无或轻度	中度	重度
核分裂(/10HPF)	0~4	5~9	≥10
肿瘤的边缘	推挤性	推挤或部分浸润	浸润性
间质过度增生	无	无	有
恶性异源成分	无	无	有
出血坏死	无	小灶	大片
假血管瘤样增生	有	有	无

临床常用的免疫表型包括 CD10、CD34、c-Kit、Ki-67、P53 等。这些因子在不同类型的 PT 及纤维腺瘤中表达水平均不同,可作为鉴别诊断的重要标准。CD10 是细胞表面蛋白及金属酶的重要成员之一,在许多正常组织中均有表达,包括乳腺肌上皮细胞。大量研究表明,CD10 表达水平与肿瘤级别密切相关,在乳腺纤维腺瘤的基质中通常呈阴性表达,而在 PT 的基质细胞中则表现为阳性,特别是在恶性 PT 中阳性率更高。CD34 是一种 I 型跨膜糖蛋白,在良性 PT 中表达量很高,而恶性级别越高,CD34 表达量越低,两者呈负相关。c-Kit 基因是一种原癌基因,可以编码酪氨酸激酶受体(CD117),是骨髓干细胞的一种标志物。对于不同类型的 PT,随着恶性程度增高,c-Kit 表达增加。此外,基质 c-Kit 活性程度高的病例比 c-Kit 阴性的病例更易复发。因此,c-Kit 蛋白在 PT 基质细胞中的表达可能对于预测疾病的复发是有用的。P53、Ki-67 表达水平与 PT 的恶性程度密切相关,恶性 PT 中 P53、Ki-67 表达水平明显高于良性 PT。

(3)临床表现

PT 好发于亚洲女性,各年龄组女性均可发生,但以 35~55 岁年龄段最多,平均发病年龄 40 岁,有研究认为 PT 发病年龄有年轻化趋势(年龄 ≤35 岁占 44%)。发生于男性者仅限于个案报道且同时伴发男性乳腺发育。肿瘤多单侧单发,仅 3% 弱发生于双侧乳腺。双侧乳腺发病率无明显差别,好发象限也无明显倾向。

PT 一般表现为单侧乳房无痛肿块,质地韧,有弹性,有时可有囊性感,边界多较清楚,触诊时可活动,与表皮及周边组织无黏连,乳头溢液或回缩者罕见,一般局部皮肤正常。肿瘤直径 <1 cm 至 40 cm。部分 PT 短期内迅速增大是其临床特征,当肿物增大至 10 cm 以上时,容易出现皮肤改变,如菲薄光滑,浅表静脉明显曲张甚至皮肤破溃等。约 20% 的 PT 可伴腋窝淋巴结反应性增大,临床触诊质地较软,多活动。仅有 <1% 的高度恶性肿瘤可发生腋窝淋巴结转移。随着乳腺体检的普及,临床不可触及的较小的 PT 偶有发现。

除 Birch 等报道 Li-Fraumenni 综合征患者发生 PT 与 p53 基因突变强相关外,目前尚未发现其他病因或诱因与 PT 的发生有关。一些学者认为 PT 起源于纤维腺瘤,因两者在组织学、分子学上存在相似性,但这一观点尚存争议。

手术切除是 PT 首选的治疗方法,主张行扩大切除,以保证切缘阴性。多项研究显示影响 PT 局部复发的独立预测因子包括切缘阳性、肿瘤大小、间质细胞不典型增生、有丝分裂、坏死,但不包括术式。切缘到底多宽才算足够目前还没有达成共识。Jang 等通过多因素分析发现只有切缘阳性才会增加局部复发率,而切缘 <1 mm 甚至 <0.1 mm 并不会明显增加局部复发率。Shabaan 等的研究得出与 Jang 等相似的结果,切缘宽度在 1~10 mm 的 PT 复发率并无明显差异。对于肿瘤直径 >5 cm 者一般考虑单纯乳房切除术。一般情况下,不做区域淋巴结清扫,除非临床发现淋巴结受累才需要行淋巴结清扫。对于行保乳手术的交界性及恶性 PT,术后辅助放疗可能有助于降低复发率。鉴于术后辅助放疗仅对局部复发控制有效,而对患者的无病生存期和总生存期并无延长,并且放疗会导致第二原发肿瘤增加的风险,因此对于儿童患者应慎重考虑是否行术后辅助放疗。虽然大约有 58% 的 PT 表达 ER,75% 的 PT 表达 PR,但是目前没有数据支持激素治疗对 PT 有效。与激素治疗一样,术后化疗并不能改善无复发生存率。

PT术后复发率较高,尤其是当切缘阳性时复发率更高,交界性和恶性PT局部复发的中位时间是2年,术后85%的局部复发都发生在5年内。PT复发时有恶性程度增高的趋势。良性PT复发率为8%～15%,复发时,35%进展为交界性,8%进展为恶性。虽然不同亚型间的局部复发率差异没有明显的统计学意义,但交界性及恶性复发率更高,分别为17%和28%。PT复发首选治疗方法仍为手术切除,原则同原发肿瘤,术后需要行辅助放疗。

PT具有经血液循环系统远处转移的倾向,主要转移至肺,其次是软组织、骨和胸壁。恶性PT远处转移的风险明显高于良性和交界性PT。但是PT存在部分肿瘤的组织学形态改变和生物学行为不一致的现象,因此PT的组织学诊断与临床经过不能完全统一起来,即使病理诊断为良性时,临床仍见一定数量的转移。远处转移多经血行途径,几乎只发生于恶性PT,发生率为22%,淋巴结转移罕见。转移灶的处理依据软组织肉瘤的处理原则。

（4）MRI表现

PT在MRI上多表现为分叶状肿块,部分小病灶可表现为圆形或卵圆形肿块。大多数病灶边缘光整,少数边缘不规则。T_1WI上多呈等或低信号,T_2WI上多呈不均匀高信号,PT因常伴出血、坏死囊变和黏液样变性,可导致内部信号不均匀,病灶内出血在T_1WI可呈条片状高信号,坏死囊变和黏液变性区于T_2WI呈明显高信号,病灶越大,内部越易出现囊变,PT的囊变率约为33.3%,交界性和恶性多见,囊变主要与肿瘤生长较迅速、体积增大、出现血供障碍有关,肿瘤实质成分呈相对等或低信号区。瘤内囊变区范围大、囊变区不规则、囊壁粗糙不光整、T_2WI等或低信号区的出现提示肿瘤恶性程度高。部分PT在T_2WI上可见肿块周围乳腺组织信号增高,可能是由于肿瘤快速增长压迫乳腺导管或淋巴管导致的。

PT MRI增强扫描后绝大多数呈明显不均匀强化,少数情况下呈均匀或环形强化。T_2WI及增强后肿瘤内部常见低信号分隔。增强后病灶的TIC早期多为快速强化,可能是由于PT中血管生成增加,肿瘤产生血管生成因子;延迟期TIC可以表现为三型中的任意一型,尽管TIC类型与PT病理分级之间的相关性研究结果不一致,但是恶性PT更易表现为流出型曲线,良性PT持续型曲线更常见。

DWI序列图像上,PT多表现为高信号影,PT的ADC值一般较乳腺癌高。Yabuuchi等报道良性、交界性及恶性PT的ADC值分别为1.87×10^{-3} mm²/s、1.41×10^{-3} mm²/s和1.37×10^{-3} mm²/s($b = 1000$ s/mm²),统计学分析,差异有统计学意义,从而推断ADC值与PT分级相关,ADC值越小提示肿瘤恶性程度越高。但也有研究显示良性及交界性PT的ADC值较恶性的ADC值高,但差异无统计学意义($P > 0.05$)。

恶性PT在MRS可见胆碱峰,胆碱峰对恶性PT有一定提示作用,但能否用于良恶性PT的鉴别诊断尚需进一步大样本研究。

1）良性PT:良性PT（图3-62～3-65）多呈圆形肿块,边缘多清晰光整。

肿块直径常较交界性及恶性PT小,但病灶大小与恶性程度的关系并不绝对,有研究显示PT病灶越大,恶性程度越高,但良恶性病灶直径分布重叠较大,难以作为鉴别依据。PT在T_1WI上多呈等或低信号。T_2WI上多呈高信号,囊变区信号更高,病灶越大,内部越易出现囊变,良性PT囊变区规则、较小且囊壁多光滑。各种类型PT增强后均明显强化,早期即呈快速强化,绝大多数良性PT的TIC呈上升型或平台型。DWI上良性PT呈高信号,通常情况下,良性PT的ADC值较交界性及恶性PT高。

2）交界性PT:交界性PT（图3-66～3-69）肿块可呈卵圆形或分叶状,有研究表明卵圆形肿块在良性和交界性PT中出现的概率明显高于恶性PT。虽然肿块的形态及大小在良性、交界性和恶性PT中无明显差异,但交界性和恶性PT肿块直径多较大。T_1WI上多呈等或低信号,T_2WI多呈不均匀高信号,高信号中出现的低信号分隔在交界性和恶性PT中出现的比率明显高于良性PT。TIC早期多为快速强化,延迟期曲线可呈三

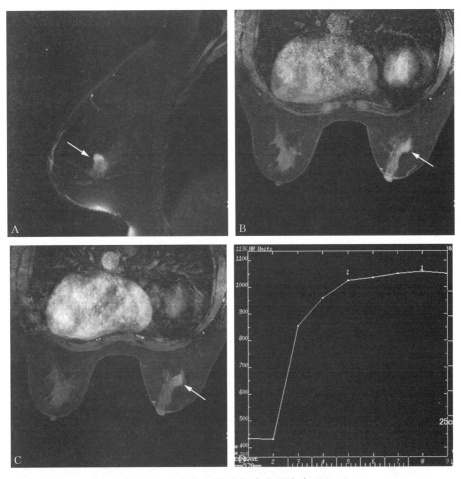

图 3-62　右乳良性叶状肿瘤影像表现(一)

注：矢状位 $T_2WI(A)$ 显示肿块(箭)呈卵圆形,不均匀高信号,边缘光整伴分叶；横断位 T_1WI 平扫(B)显示肿块(箭)呈均匀等信号；注入对比剂(C)显示肿块(箭)不均匀强化；TIC(D)呈中度强化、持续型。

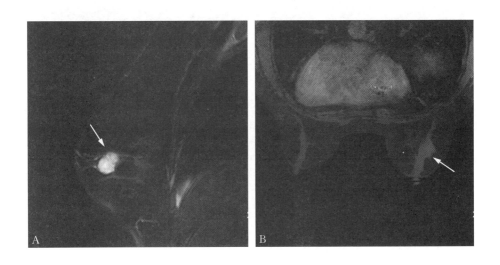

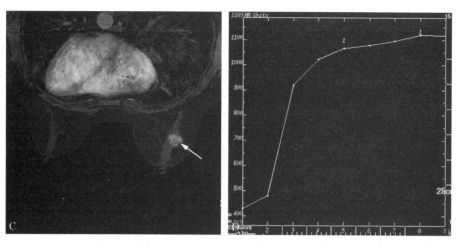

图 3-63　右乳良性叶状肿瘤影像表现(二)

　　注：矢状位 T_2WI(A)显示肿块(箭)呈卵圆形，高信号，信号欠均匀，边缘光整；横断位 T_1WI 平扫(B)显示肿块(箭)呈均匀等信号伴边缘点状低信号；注入对比剂(C)显示肿块(箭)明显不均匀强化；TIC(D)呈快速强化、持续型。

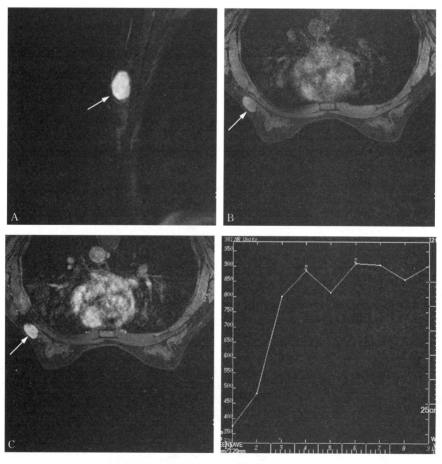

图 3-64　左乳良性叶状肿瘤影像表现(一)

　　注：矢状位 T_2WI(A)显示肿块(箭)呈卵圆形，均匀高信号，边缘光整，不伴明显分叶；横断位 T_1WI 平扫(B)显示肿块(箭)呈不均匀稍高信号；注入对比剂(C)显示肿块(箭)强化欠均匀；TIC(D)呈快速强化、平台型。

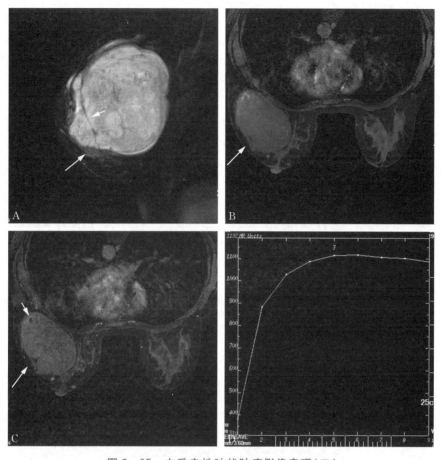

图 3-65　左乳良性叶状肿瘤影像表现(二)

注：矢状位 T_2WI(A)显示肿块(长箭)呈卵圆形,不均匀高信号伴低信号分隔(短箭),边缘光整伴分叶;横断位 T_1WI 平扫(B)显示肿块(箭)呈不均匀等信号;注入对比剂(C)显示肿块(长箭)不均匀强化,大肿块内可见较小的囊变区(短箭),囊变区形态规则呈卵圆形,囊内壁光整;TIC(D)呈快速强化、平台型。

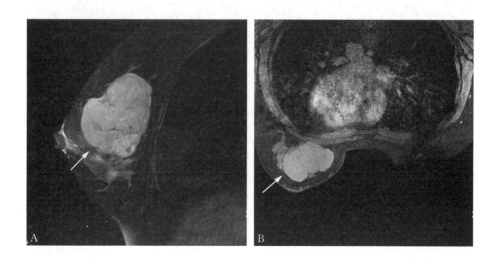

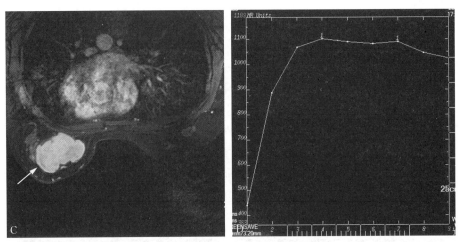

图 3 - 66　左乳交界性叶状肿瘤影像表现(一)

注：矢状位 $T_2WI(A)$显示肿块(箭)呈卵圆形，不均匀高信号，边缘光整伴分叶；横断位 T_1WI 平扫(B)显示肿块(箭)呈均匀稍高信号；注入对比剂(C)显示肿块(箭)强化欠均匀；TIC(D)呈快速强化、平台型。

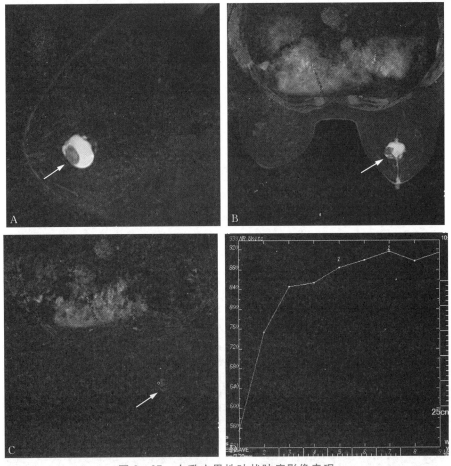

图 3 - 67　右乳交界性叶状肿瘤影像表现

注：矢状位 $T_2WI(A)$显示肿块(箭)呈卵圆形，呈高信号内伴低信号结节影，边缘欠光整；横断位 T_1WI 平扫(B)显示肿块(箭)呈高信号内伴低信号结节影，T_1 高、低信号区分别与 T_2 高、低信号区对应；注入对比剂减影图像(C)显示肿块(箭)低信号区不均匀强化(肿瘤实性成分)，高信号区无强化(出血改变)；TIC(D)呈中度强化、持续型。

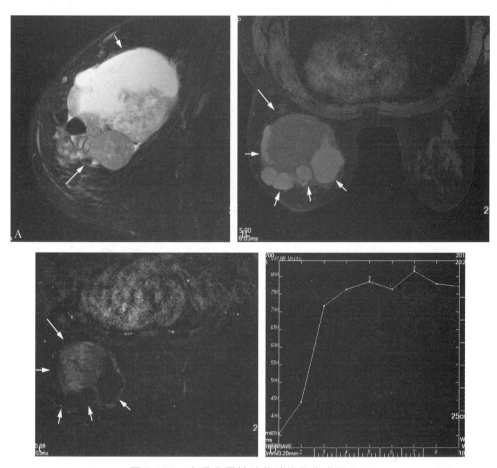

图 3－68　左乳交界性叶状肿瘤影像表现（二）

注：矢状位 T_2WI（A）、横断位 T_1WI 平扫（B）和注入对比剂减影图像（C）显示肿块（长箭）呈不规则形，信号明显不均匀，边缘局部不光整伴多发分叶，短 T_1、长 T_2 信号无强化区（短箭）提示出血改变，肿瘤实性部分呈不均匀 T_2 信号、长 T_1 信号及不均匀强化；TIC（D）呈快速强化、平台型。

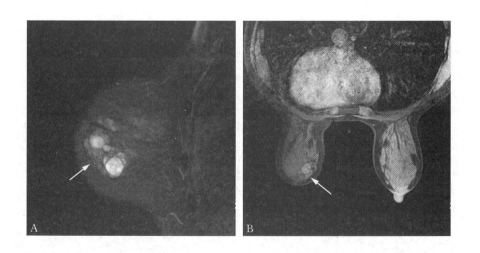

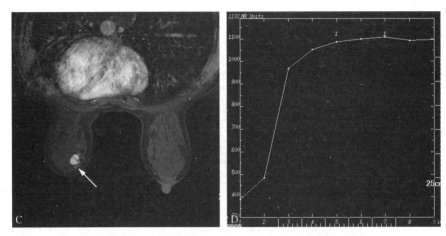

图 3-69 左乳交界性叶状肿瘤影像表现(三)

注:矢状位 T_2WI(A)显示肿块(箭)呈不规则形,不均匀高信号,边界不清;横断位 T_1WI 平扫(B)显示肿块(箭)呈不均匀稍高信号;注入对比剂(C)显示肿块(箭)不均匀强化;TIC(D)呈快速强化、平台型。

型中的任意一型。ADC 值介于良性 PT 和恶性 PT 之间。

3)恶性 PT:恶性 PT(图 3-70~3-73)多呈分叶形或多结节融合形,边界通常清晰。恶性 PT 肿块多较大。Yabuuchi 等的研究表明,T_1WI 肿瘤信号强度高于正常乳腺组织信号强度;T_2WI 肿瘤信号强度低于或等于正常乳腺组织信号强度;囊变区囊壁不规则;DWI 的 ADC 值较低等征象提示恶性 PT 的可能。T_1WI 高信号对应出血;伴有不规则囊壁的囊变区对应坏死;低的 ADC 值对应恶性 PT 的间质细胞增生活跃。虽然 Yabuuchi 等认为良性与交界性及恶性 PT 的 ADC

值存在明显差异,恶性 PT 的 ADC 值较良性及交界性 PT 的 ADC 值低,但是 ADC 值在 PT 分级中的价值仍存在争议。Karashima 等的研究结果就显示 2 组间的 ADC 值并无明显差异。Yuan 等尝试采用能全面反映肿瘤异质性和侵袭性的全肿瘤 ADC 直方图来解决 ADC 值在 PT 分级中的难题,但结果显示全肿瘤 ADC 直方图并不能提高 PT 分级的鉴别能力。环形强化是恶性 PT 的一个典型特征。PT 增强后 TIC 早期多为快速强化,延迟期可以表现为三型中的任意一型,恶性 PT 更易呈流出型曲线。不规则的边缘强烈提示恶性 PT,这说明恶性 PT 具有侵袭的本性。

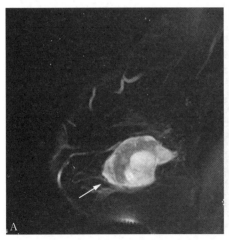

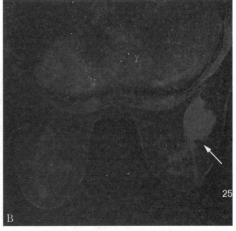

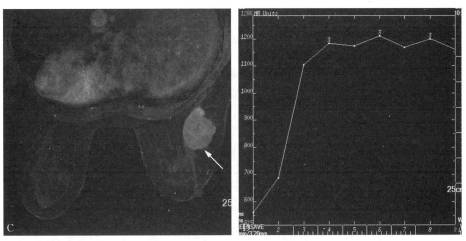

图 3‑70　右乳恶性叶状肿瘤影像表现（一）

　　注：矢状位 T_2WI(A)显示肿块(箭)呈不规则形,不均匀高低混杂信号,其内可见与正常腺体等信号区,边缘光整伴分叶；横断位 T_1WI 平扫(B)显示肿块(箭)呈均匀稍高信号；注入对比剂(C)显示肿块(箭)不均匀强化；TIC(D)呈快速强化、平台型。

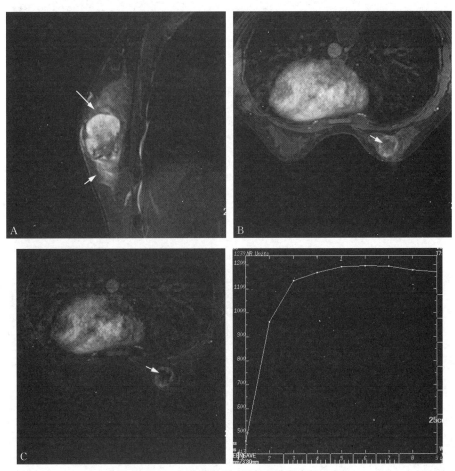

图 3‑71　右乳恶性叶状肿瘤影像表现（二）

　　注：矢状位 T_2WI(A)显示肿块(长箭)呈卵圆形,不均匀高低混杂信号,其内可见与正常腺体对比的低信号区,边界局部欠清晰,边缘伴分叶,肿块周围腺体水肿、信号增高(短箭)；注入对比剂(B)和注入对比剂减影图像(C)显示肿块局部呈环形强化(箭),环厚度不均匀,环内壁不光整,肿块不均匀强化(箭)；TIC(D)呈快速强化、平台型。

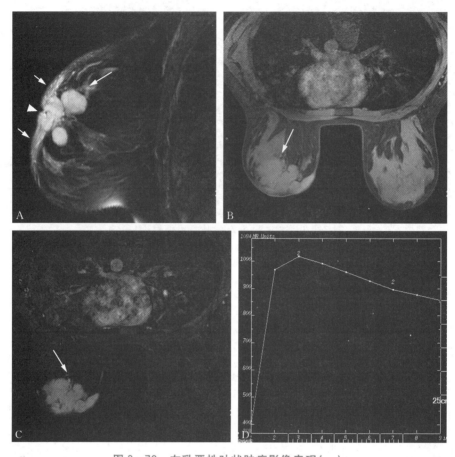

图 3‑72 左乳恶性叶状肿瘤影像表现(一)

注:矢状位 T_2WI(A)显示肿块(长箭)呈不规则形,不均匀高信号,皮肤增厚(短箭),乳头内陷(三角);横断位 T_1WI平扫(B)显示肿块(箭)呈稍高信号;注入对比剂减影图像(C)显示肿块(箭)明显强化;TIC(D)呈快速强化、流出型。

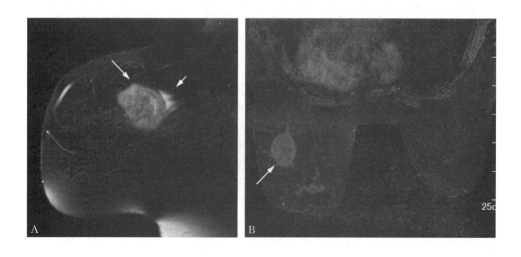

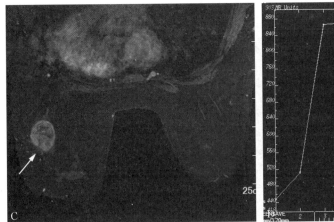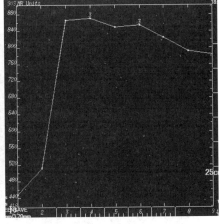

图 3-73 左乳恶性叶状肿瘤影像表现(二)

注：矢状位 $T_2WI(A)$ 显示肿块(长箭)呈卵圆形,不均匀稍高信号,其内可见与正常腺体对比的等、低信号区,边缘光整,肿块后方腺体水肿呈高信号(短箭);横断位 T_1WI 平扫(B)显示肿块(箭)呈不均匀稍高信号,中心呈低信号;注入对比剂(C)显示肿块(箭)不均匀强化;TIC(D)呈快速强化、流出型。

（5）诊断要点

1）好发于 40 岁左右的女性。

2）肿块多呈分叶状,边缘多光整。

3）T_1WI 上多呈等、低信号,T_2WI 上多呈不均匀高信号,亚急性期出血在 T_1WI 可呈高信号,坏死囊变和黏液变性区于 T_2WI 呈明显高信号。

4）部分肿瘤周围乳腺组织水肿、信号增高。

5）多呈明显不均匀强化,早期快速强化。

6）DWI 上呈高信号,ADC 值变化范围较大,多高于乳腺癌,ADC 值越低恶性可能性越高;恶性 PT 在 MRS 上 Cho 峰可增高。

（6）鉴别诊断

PT 与纤维腺瘤、边缘光整的乳腺癌(如黏液癌、髓样癌、化生性癌)在临床及影像上有许多相似之处,鉴别诊断困难。PT 与纤维腺瘤均属于纤维上皮性肿瘤,无论影像、临床、病理诊断都无特异性。因此,PT 的主要鉴别诊断是纤维腺瘤。

1）纤维腺瘤：PT 与纤维腺瘤（图 3-74～3-76）的鉴别诊断要点如下。①好发年龄：纤维腺瘤最常见于 15～35 岁女性,发病年龄较 PT 小 10 岁左右;②肿块大小：纤维腺瘤直径多＜3 cm,而 PT 直径多在 4～5 cm,甚至更大;③边缘分叶程度不同：两者均可出现边缘分叶改变,PT 因生长速度快,肿块大多呈深分叶,且病灶越大,分叶越明显,纤维腺瘤边缘多呈浅分叶;④信

号均匀程度：无论平扫或增强,PT 信号较纤维腺瘤更不均匀,出血、坏死囊变和黏液变性常见于 PT;⑤病灶周围腺体改变：PT 肿块周围腺体水肿发生率明显高于纤维腺瘤;⑥TIC 类型：流出型曲线常提示 PT 的可能;⑦临床病史：PT 生长较纤维腺瘤迅速,长期稳定的肿块短期内迅速增大或多次手术复发的"纤维腺瘤"应考虑到叶状肿瘤。

2）黏液癌：PT 与黏液癌（图 3-77～3-79）鉴别诊断要点如下。①好发年龄：黏液癌发病年龄较晚,常见于绝经后妇女,与 PT 一般相差 10～20 岁;②信号强度：黏液癌因富含黏液,所以 T_2 信号普遍高于 PT;③强化方式：增强后周边向中心渗透的强化方式及环形强化或无明显强化有助于提示黏液癌;④ADC 值：黏液癌内因富含黏液而表现为无明显强化区域的 ADC 值明显高于 PT 肿瘤实质成分区域的 ADC 值。

3）伴髓样特征的癌：PT 与伴髓样特征的癌（图 3-80、3-81）鉴别诊断要点如下。①临床表现：伴髓样特征的癌生长缓慢,无 PT 短期内迅速增大的病史;②MRI 扫描信号均匀程度：伴髓样特征的癌内部成分比较单一,主要是大量弥漫排列的肿瘤细胞成分,间质成分较少,故肿瘤内部信号多较均匀,而 PT 病灶往往较大,更容易出现继发性改变,从而导致信号明显不均匀;③DWI 和

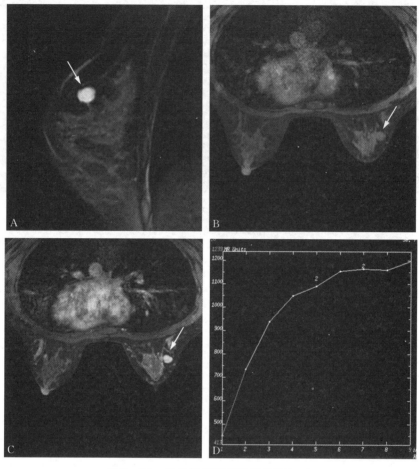

图 3-74　右乳纤维腺瘤影像表现(一)

注：矢状位 T_2WI(A)显示肿块(箭)呈卵圆形,均匀高信号,边缘光整不伴分叶;横断位 T_1WI平扫(B)显示肿块(箭)信号不均匀,呈等、低信号;注入对比剂(C)显示肿块(箭)内部低信号无强化分隔;TIC(D)呈快速强化、持续型。

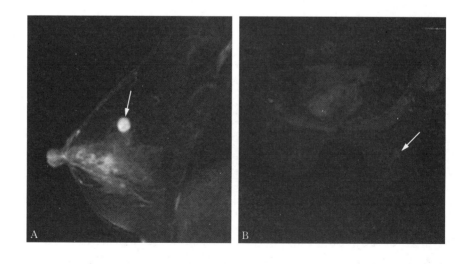

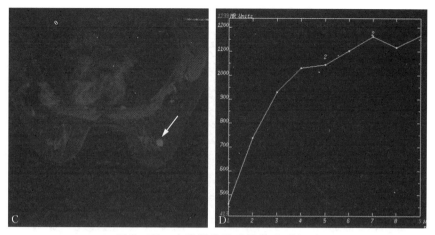

图 3-75　右乳纤维腺瘤影像表现(二)

注：矢状位 $T_2WI(A)$ 显示肿块(箭)呈卵圆形，均匀高信号，边缘光整不伴分叶；注入对比剂早期(B)和延迟期(C)显示肿块(箭)强化由不均匀趋向均匀；TIC(D)呈快速强化、持续型。

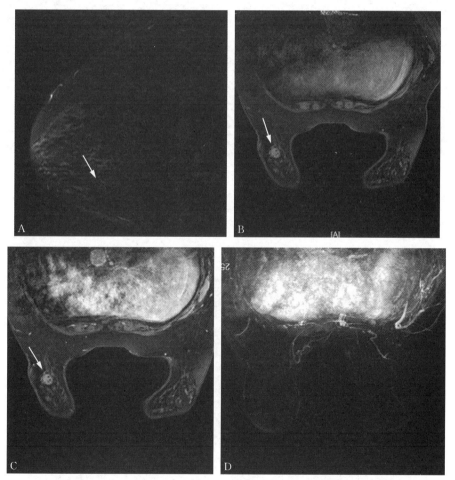

图 3-76　左乳纤维腺瘤(明显胶原化伴钙化)影像表现

注：矢状位 $T_2WI(A)$ 显示肿块(箭)呈卵圆形，低信号，边缘光整不伴分叶；横断位 T_1WI 平扫(B)显示肿块(箭)呈高信号影不伴点状低信号(X线及病理对应粗大钙化)；注入对比剂(C)显示肿块(箭)无明显强化；减影后最大密度投影图像(D)也显示肿块无明显强化。

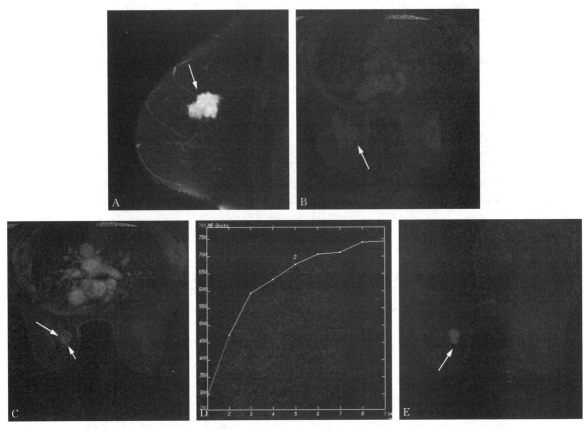

图 3-77 左乳黏液癌影像表现(一)

注：矢状位 $T_2WI(A)$ 显示肿块(箭)呈不规则形，均匀高信号，边缘不规则；横断位 T_1WI 平扫(B)显示肿块(箭)呈等、低混杂信号；注入对比剂(C)显示肿块(箭)呈环形强化伴内部不均匀强化，肿块边缘局部模糊(短箭)；TIC(D)呈快速强化、持续型；横断位 DWI(E)显示肿块(箭)呈明显高信号，对应的平均 ADC 值为 $0.00198\ mm^2/s$。

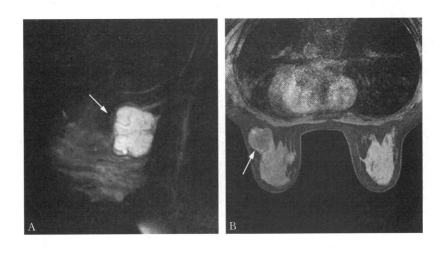

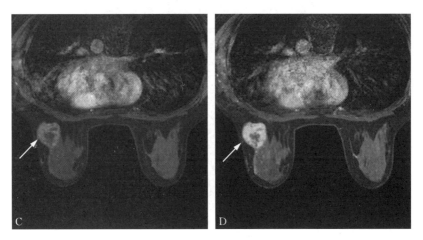

图 3–78　左乳黏液癌影像表现(二)

　　注：矢状位 T_2WI(A)显示肿块(箭)呈卵圆形,均匀高信号,边缘光整伴浅分叶;横断位 T_1WI 平扫(B)显示肿块(箭)呈等、低混杂信号;注入对比剂早期(C)和延迟期(D)显示肿块(箭)呈环形强化,环厚度不均匀,内壁不规则,从早期到延迟期表现为周边向中心渗透的强化方式。

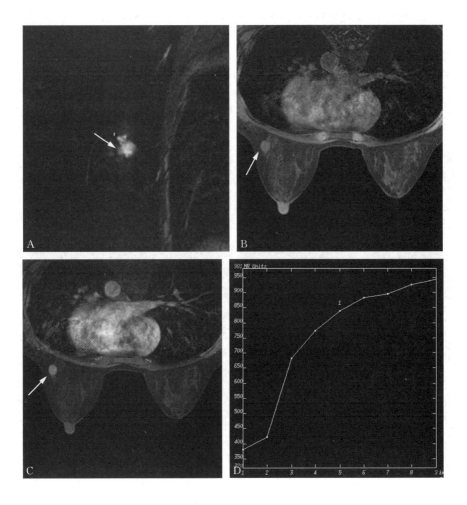

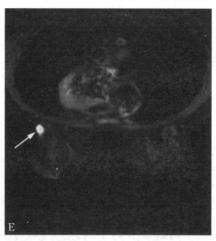

图 3-79　左乳黏液癌影像表现(三)

注：矢状位 $T_2WI(A)$ 显示肿块(箭)呈不规则形，不均匀高信号，边缘不规则；横断位 T_1WI 平扫(B)显示肿块(箭)呈等、低混杂信号；注入对比剂(C)显示肿块(箭)呈轻度不均匀强化；TIC(D)呈中度强化、持续型；横断位 DWI(E)显示肿块(箭)呈明显高信号，对应的平均 ADC 值为 0.002 06 mm^2/s。

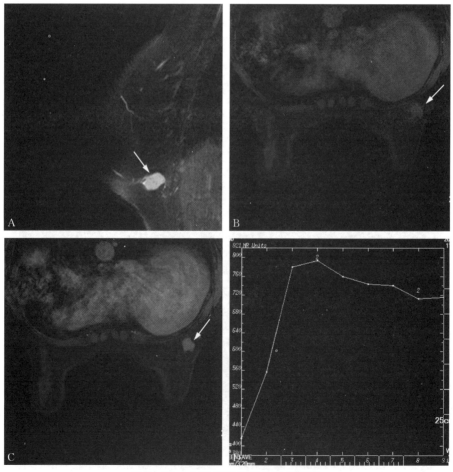

图 3-80　右乳伴髓样特征的癌影像

注：矢状位 $T_2WI(A)$ 显示肿块(箭)呈不规则形，均匀高信号，边缘不规则，边界清晰；横断位 T_1WI 平扫(B)显示肿块(箭)呈等等信号；注入对比剂(C)显示肿块(箭)呈均匀强化；TIC(D)呈中度强化、流出型。

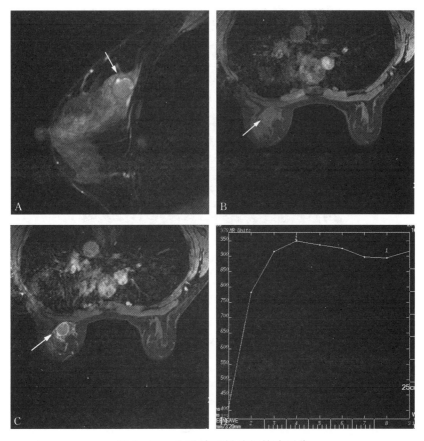

图 3-81　左乳伴髓样特征的癌影像

注：矢状位 T$_2$WI(A)显示肿块(箭)呈卵圆形，等信号，边缘光整；横断位 T$_1$WI平扫(B)显示肿块(箭)呈等、低混杂信号；注入对比剂(C)显示肿块(箭)呈环形强化；TIC(D)呈快速强化、平台型。

ADC 值：两者在 DWI 上均呈高信号表现，但伴髓样特征的癌的 ADC 值通常低于 PT 的 ADC 值。

4）化生性癌：梭形细胞和分泌黏液基质的化生性癌(图 3-82)通常呈卵圆形、边缘光整的肿块，与叶状肿瘤的表现重叠，鉴别诊断困难。但是，伴有浸润性导管癌成分或肿瘤性上皮向鳞状细胞分化(鳞状上皮化生癌)时，肿块通常呈不规则形，边缘可伴有毛刺。

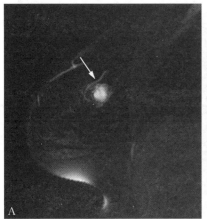

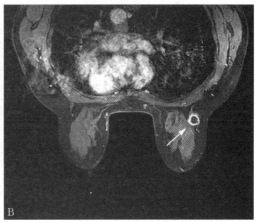

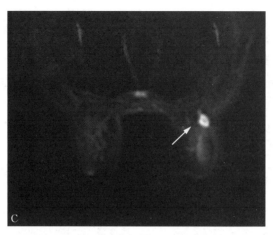

图 3‑82　化生性癌(伴大量黏液软骨样基质分泌)影像

注：矢状位 T_2WI(A)显示肿块(箭)呈卵圆形,高信号,信号欠均匀,边缘光整;注入对比剂(B)显示肿块(箭)呈环形强化;DWI(C)显示肿块(箭)呈边缘高信号、中心低信号。

(曲　宁　罗娅红)

3.5　男性乳腺疾病的磁共振成像

男性乳腺疾病(male breast disease)较少见,但同女性乳腺疾病一样,也包含良性病变和恶性病变。几乎所有能发生在女性乳腺的疾病均可在男性乳腺发生,其中以良性病变多见。由于男性患者乳房小,常规采用乳腺 X 线检查比较困难,因此乳腺超声或 MRI 检查是合理的选择手段。

3.5.1　男性乳腺良性病变

（1）男性乳腺发育

1）概述:男性乳腺发育是指男性乳腺组织异常发育肿大,伴或不伴疼痛,是最常见的男性乳腺疾病,占男性乳腺疾病的 60%～80%。

2）病因及病理:多为生理性因素,其次为药物性因素、特发性男性乳腺发育、原发或继发性性腺功能减退、甲状腺功能亢进症、肝硬化、肿瘤及某些先天性畸形等,系体内性激素不平衡所致,大多属于生理性因素(约 50%)。病理表现基本结构同女性乳腺相似,但只有腺管增生而无腺泡增生。

3）临床表现:可发生于任何年龄段,但以中老年及青春期最多见。临床表现为质软、可活动、有触痛的肿块,位于乳晕下区。可单侧发病,也可双侧同时增大。

4）MRI 表现:与正常女性乳腺纤维腺体内部结构相似,T_1WI 呈低信号,T_2WI 呈高信号,增强后持续均匀强化。临床上可分为 3 型:①弥漫型,增生腺体呈弥漫性,常位于乳晕下方,呈盘状,同女性致密纤维腺体型(图 3‑83);②结节型,多呈孤立结节,MRI 表现形态多样化,结节可呈圆形,也可呈不规则形,边缘可清晰,也可模糊,但动态增强扫描呈持续上升强化型(图 3‑84);③树枝状型,双侧乳腺呈匀称性肥大,同女性不均匀致密腺体型(图 3‑85)。

5）诊断要点:乳晕下分布,平扫及增强后信号均匀。

6）鉴别诊断:假性男性乳腺发育,多表现为过多的皮下脂肪组织堆积,临床表现为乳房增大、柔软,无乳晕后肿块,MRI 表现为脂肪组织,而无纤维腺体组织。

（2）假血管瘤样间质增生

1）概述:假血管瘤样间质增生在男性乳腺疾病中不常见,是一种间质细胞的良性肌纤维性增生。

2）病理:通常伴男性乳腺发育,镜下或肉眼可见的独立性病变,主要表现为乳腺间质的瘢痕样纤维化,其内有裂隙状假血管样间隙。肉眼病灶为界限清楚的纤维状白色或褐色实性质硬肿块,伴有不同形态的囊性成分。镜下表现为肌成纤维细胞之间的胶原纤维组成的致密的网状结构。免疫组织化学检查:CD34＋,波形蛋白(Vimentin)＋,CD31－,ER＋,PR＋等。

3)临床表现:与激素有一定的关系,生长极为缓慢或无生长,临床可触及单个肿块,多发结节,或者弥漫性结节。

4)MRI表现:可见圆形或椭圆形肿块,边界清楚,或不规则,增强后局部或节段样、丛集样强化,较大者肿块内见低信号纤维分隔,增强后分隔

强化,TIC为持续上升型或平台型。

5)诊断要点:诊断无特征性,部分病灶内见裂隙样纤维间隔,增强后间隔强化具有一定的意义。

6)鉴别诊断:很难与低级别血管肉瘤和叶状瘤鉴别。

(3)海绵状血管瘤

1)概述:乳腺海绵状血管瘤临床上较少见,男性患者极其罕见,发生率仅0.45％～11％,一般为单发,也可为多发,可见于任何年龄,但以小儿多见,大多为先天性,生长缓慢。

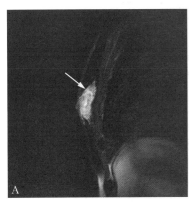
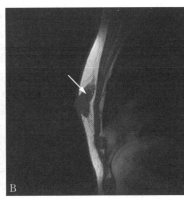
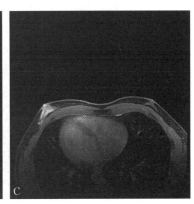

图3-83 男性乳腺发育影像表现(一)

注:患者,男性,55岁,右侧弥漫型男性乳腺发育。矢状位 T_2WI 脂肪抑制(A)、矢状位 $T_1WI(B)$、横断位 T_2WI 脂肪抑制(C)可见右侧乳晕下弥漫性分布纤维腺体组织。

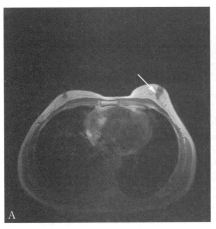
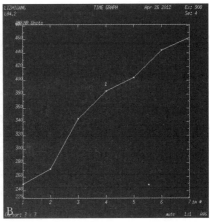

图3-84 男性乳腺发育影像表现(二)

注:患者,男性,26岁,左侧结节型男性乳腺发育。横断位 $T_1WI(A)$ 可见左侧乳晕下结节样改变;TIC(B)呈Ⅰ型,持续上升型。

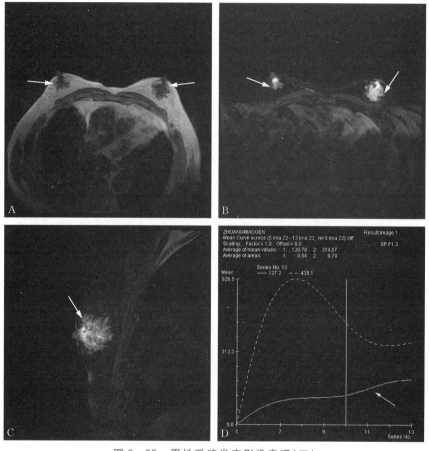

图 3−85　男性乳腺发育影像表现（三）

　　注：患者，男性，28 岁，双侧树枝状型男性乳腺发育。横断位 T_1WI（A）、横断位 T_2WI 脂肪抑制（B）、矢状位 T_2WI 脂肪抑制（C）见双侧乳晕下树形分布纤维腺体结构；TIC（D）呈Ⅰ型，持续上升型（箭）。

　　2）病理：乳腺血管瘤可分为毛细血管瘤、海绵状血管瘤和蔓状血管瘤。

　　3）临床表现：常为乳腺增大，位于乳腺皮肤或皮下，瘤组织软，皮肤略隆起，皮色正常或呈青紫色，无疼痛及乳头溢液，易误诊为男性乳腺发育。

　　4）MRI 表现：海绵状血管瘤多表现为卵圆形肿块，T_1WI 呈等信号，T_2WI 呈高信号，信号可不均匀，可因钙化、流空效应、纤维化、栓塞而呈低信号灶，增强后强化程度依赖于病灶内的血管大小，可表现为明显强化或渐进性向心性强化。

　　5）诊断要点：质软肿块，可有皮肤色泽改变，增强后明显强化，肿块内见流空效应具有诊断意义。

　　6）鉴别诊断：若表现为早期弥漫性强化，与血管肉瘤鉴别困难。

　　（4）脂肪瘤

　　1）概述：脂肪瘤是最常见的男性乳腺肿瘤。

　　2）病理：典型的脂肪组织。

　　3）临床表现：为质软、可触及的皮下肿块。

　　4）MRI 表现：脂肪信号肿块，T_1WI 呈高信号，边缘可见低信号纤维囊包裹，T_2WI 抑脂、抑水，呈低信号，边缘光整锐利，增强后中央强化，纤维囊性包膜可持续强化。

　　5）诊断要点与鉴别诊断：脂肪瘤具有典型的脂肪信号特征。一般较易鉴别，主要与男性乳腺发育、男性乳房增大、脂肪坏死等鉴别。

　　（5）颗粒细胞瘤

　　1）概述：颗粒细胞瘤在男性患者中非常罕见。属于少见肿瘤，起源于施万细胞，可发生于身体的任何部位，最常见于卵巢，5%～8% 见于乳腺,男性和女性比例为1:9,多为单侧发病。可随访或局部切除,复发少见。

2)病理:边缘光整锐利肿块,无浸润性表现,切面呈白色、褐色或黄色。镜下可见颗粒状多角形细胞。

3)临床表现:无痛性实性肿块,质硬,同恶性肿瘤相仿,可伴皮肤凹陷,乳头回缩,病灶可多发。

4)MRI表现:MRI表现无特异性,T_2WI低、高信号,T_1WI低、中等信号。

5)诊断要点与鉴别诊断:需与乳腺癌相鉴别,颗粒细胞瘤多见于内上象限且少见钙化,而乳腺癌多位于外上象限,可伴有微细多形性钙化灶,但影像学表现无特异性,需要行穿刺活检鉴别。

3.5.2 男性乳腺恶性肿瘤

(1)男性乳腺癌

1)概述:男性乳腺癌并不多见,发病率为0.5%~1%,占男性恶性肿瘤的0.2%~1.5%。主要好发于60~70岁的老年人,比女性乳腺癌发病年龄高5~10岁,且病史时间较长,就诊时间较晚,就诊时往往已出现腋窝淋巴结转移,转移率达60%~80%。发病原因目前尚无定论,多数学者认为与内分泌失衡有关,可能与未婚、良性乳腺疾病、男性乳腺发育、曾患肝脏疾病或睾丸疾病、乳腺癌家族史、放射线照射、职业性电磁场照射及胸壁创伤史、*BRCA1*和*BRCA2*基因突变及遗传等有关。预后较女性乳腺癌患者差。

2)病理:大体形态为质硬、固定、无痛性肿块,常位于乳晕下方及中央区,固定于皮肤或胸大肌,可伴乳头溢血、乳头溃疡。光学显微镜下病理组织学类型与女性乳腺癌相似,以非特殊性IDC(占85%)多见,导管原位癌的发生率为7%,ILC为4%,其他特殊类型包括浸润性微乳头状癌、黏液癌、髓样癌、小管癌和大汗腺癌等;40%的乳腺癌伴发男性乳腺发育。ER、PR水平明显高于女性乳腺癌患者。

3)临床表现:乳房肿块,质硬、固定,伴或不伴疼痛。单侧多发,偶见双侧。

4)MRI表现:同女性乳腺癌MRI表现相似,肿块往往位于乳晕后方、中央区或整个乳腺。形态多为不规则形,但也可呈圆形、卵圆形和分叶状,边界可清可不清,可有包膜,包膜强化不明显或模糊常提示肿瘤有侵犯周围组织,T_1WI等、低信号,T_2WI高信号,当肿块内伴钙化时信号多不均匀,可有囊变,ILC可表现为结构扭曲,增强后可呈均匀强化、不均匀强化及环形强化,动态增强扫描以廓清型曲线多见Ⅲ型,平台型次之。常可伴乳头凹陷,局部皮肤增厚,胸壁侵犯及腋窝淋巴结肿大等辅助征象。

5)诊断要点:详见女性乳腺癌章节。

6)鉴别诊断:详见女性乳腺癌章节。

(2)其他男性乳腺恶性肿瘤

1)恶性黑色素瘤:恶性程度极高,早期患者可手术治愈,一旦转移,平均生存6~9个月。通常呈卵圆形或纺锤形,不规则形。MRI表现T_1WI高信号,T_2WI低信号,增强后明显不均匀强化。

2)转移瘤:少于所有乳腺恶性肿瘤的2%。其中仅5%发生于男性。男性乳腺转移瘤最常见于前列腺癌,急性粒细胞性白血病,皮肤和肺的恶性肿瘤。表现为单发、多发、单侧或双侧性肿块,通常是边缘光整圆形或者部分边缘模糊。治疗需依赖原发肿瘤的类型。

(闵庆华　彭卫军)

3.6　淋巴结的评估

(1)概述

乳腺内存在广泛的淋巴管网,最后汇集入腋窝淋巴结、内乳淋巴结、锁骨下/上淋巴结。

腋窝淋巴结有20~30个,根据淋巴结在腋窝内分布分为5群。①外侧群:沿腋静脉远侧排列,主要收集上肢淋巴管。②前群:位于前锯肌的表面,循胸外侧血管分布。乳房、胸前外侧壁、脐平面以上腹前壁淋巴管汇集于此,乳腺癌转移时首先侵及此群,是乳腺癌淋巴结转移主要关注的淋巴结群。③后群:主要位于肩胛下血管周围,收纳颈背上部、肩关节及胸后壁淋巴。④中央群:主要位于腋腔底部中央区,收集上述 3 群淋巴结的输出管。⑤腋尖群:又称锁骨下群,主要位于胸小肌上部,锁胸筋膜深面,沿腋动脉近侧段排列,乳房上部及中央群淋巴汇集处。腋尖群的输出管汇成锁骨下干,左侧者注入胸导管,右侧者注入右淋巴导管。

许多疾病都可引起淋巴结肿大,如转移性肿瘤、淋巴源性病变及全身性系统疾病,其中最常见的是乳腺癌腋窝淋巴结转移。转移淋巴结数量与部位影响乳腺癌的诊断分期及治疗计划的制订,与乳腺癌患者的生存期及预后密切相关。

增强 MRI 检查对腋窝恶性淋巴结的诊断优于乳腺常规 X 线检查及超声检查。主要依据淋巴结的形态及强化特征与良性淋巴结鉴别。淋巴结大小对良恶性鉴别有参考价值。但受检查设备(乳腺磁共振线圈及检查体位)影响,不能包括所有相关淋巴结,而且约有一半的腋窝淋巴结转移为微小转移,就发生在正常大小的淋巴结,故需与其他检查相补充。

临床上,为了准确描述淋巴结的位置与分区,方便确定乳腺癌淋巴结清扫术的范围,根据淋巴结与胸小肌的关系,将腋窝淋巴结分为以下 3 级。Ⅰ级淋巴结位于胸小肌下方和外侧;Ⅱ级淋巴结位于胸小肌后;Ⅲ级淋巴结位于胸小肌上方及内侧(图 3-86)。

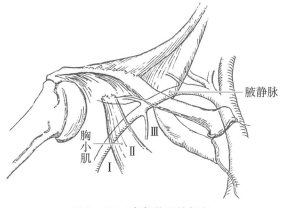

图 3-86 腋窝淋巴结解剖

注:Ⅰ级淋巴结位于胸小肌的下方和外侧;Ⅱ级淋巴结位于胸小肌后;Ⅲ级淋巴结位于胸小肌上方及内侧。
引自:LEE J Y M, DERSHAW D D. The axilla[M].
New York: Springer, 2005.

(2)病理

恶性病变在淋巴结皮质内生长或向其内脂肪区浸润,未侵破包膜时淋巴结外表光滑,一旦突破包膜向外浸润时则表现外表毛糙圆形或不规则形结节(肿块),也可因淋巴结局部转移的浸润生长,表现为淋巴结皮质不均匀增厚。

转移淋巴结镜下结构主要由原发恶性肿瘤组织类型决定,对于以腋窝肿大淋巴结为首发症状的疾病,淋巴结活体组织检查可以帮助寻找原发病变。

(3)MRI 表现

正常的腋窝淋巴结表现为边界清晰的新月形、椭圆形、橄榄状或蚕豆状结节,淋巴结中心以脂肪组织为主,非抑脂 T_1 加权序列上表现为高信号,抑脂 T_1 加权序列为低信号,即淋巴结门。淋巴结外周皮质 T_1 加权序列呈等信号,T_2 加权图像上呈中高信号。增强后皮质均匀强化,核心强化不明显,淋巴结整体呈环形强化(图 3-87)。淋巴结大小对定性诊断价值不大,正常淋巴结因为脂肪沉积过多可以达到 5 cm,也可能有淋巴结明显转移,但并不增大。

乳腺癌转移的恶性淋巴结可单发或多发,表现为局限性皮质非对称性增厚,淋巴结门仍存在(偏心淋巴结),增强扫描均匀/不均匀强化(图 3-88 A～H)。或淋巴结弥漫增大,淋巴结门模糊或消失,外缘边界清或模糊,部分边缘可见毛刺。增强前 T_1W 抑脂序列为不均匀等/低信号,T_2W 信号增高。增强扫描为早期快速强化后逐渐流出,TIC 为Ⅲ或Ⅱ型。DWI 序列呈弥散受限改变。如图 3-89、3-90 所示。

(4)诊断要点与鉴别诊断

当淋巴结发生病变时,首先确定是单侧还是双侧病变。单侧腋窝淋巴结肿大,提示区域性疾病可能性大,首先注意同侧乳腺内有无恶性肿瘤发生或结合全身肿瘤病史。单侧乳腺癌同时发生双侧腋窝淋巴结转移或双侧乳腺癌发生腋窝淋巴结转移机会少。

肺癌、卵巢癌及胃肠道恶性肿瘤也可引起腋窝淋巴结转移,影像学表现与乳腺癌转移相似,缺乏特异性,需结合临床病史及相关检查。其他恶

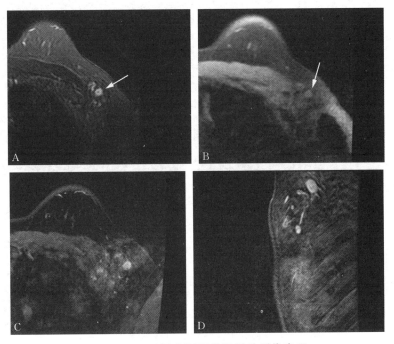

图 3-87　不同序列正常淋巴结影像表现

注：A. 增强前抑脂 T_1W 脂肪门呈低信号，皮质等信号；B. 增强前抑脂 T_2W 中高信号，脂肪低信号；C、D. 增强扫描 T_1W 皮质均匀强化。

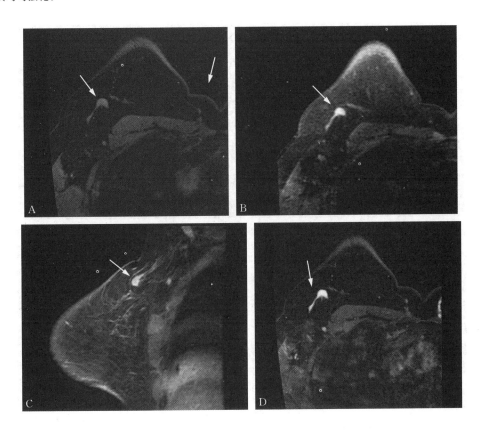

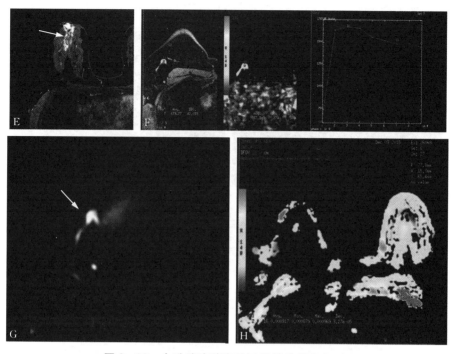

图 3-88　右乳腺癌腋窝淋巴结转移影像(一)

注：A. 增强前抑脂 T_1W 腋窝淋巴结皮质不均匀增厚,呈等信号；B. 增强前抑脂 T_2W 淋巴结呈高信号；C~E. 右乳非肿块样强化,腋窝淋巴结皮质不均匀增厚并强化；F. TIC 呈早期快速上升后流出型(Ⅲ型)；G、H. DWI 弥散受限,ADC 值 0.917×10^{-3} mm²/s。

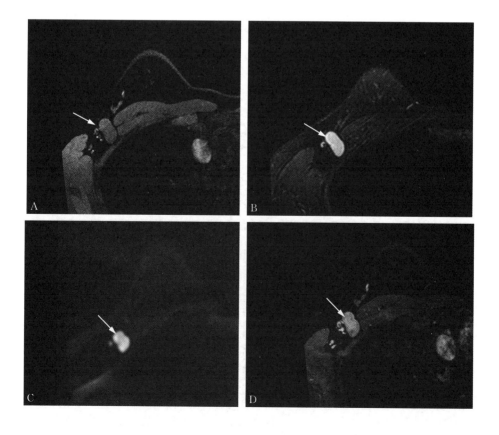

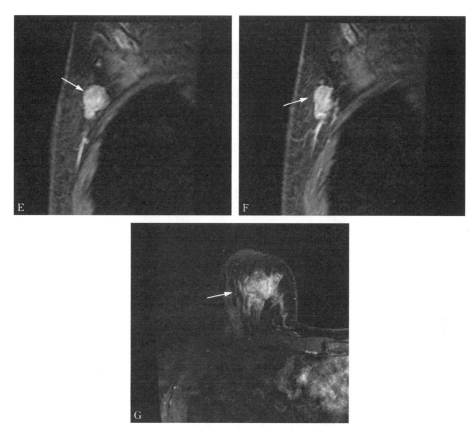

图 3-89 右乳腺癌腋窝淋巴结转移影像(二)

注：A. 增强前抑脂 T_1W 增大淋巴结等信号；B. 增强前抑脂 T_2W 增大淋巴结高信号；C. DWI弥散受限；D～F. 增大淋巴结强化；G. 右乳强化肿块(乳腺癌)。

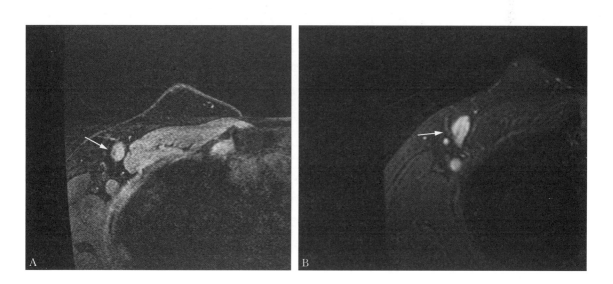

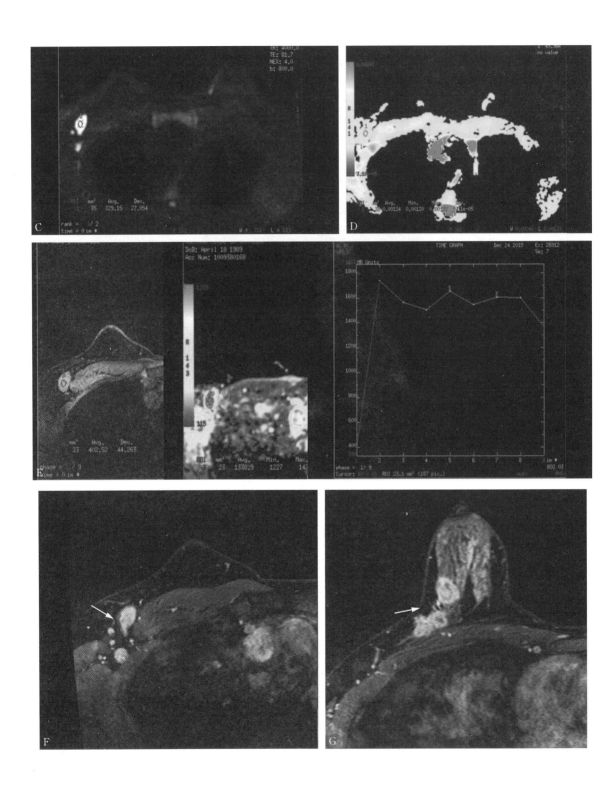

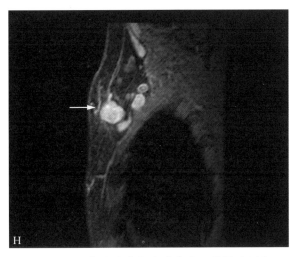

图 3‑90　右乳腺癌多发腋窝淋巴结转移影像

注：A. 增强前抑脂 T_1W 腋窝多个淋巴结增大，呈等信号；B. 增强前抑脂 T_2W 淋巴结呈高信号；C、D. DWI 序列增大淋巴结弥散受限，ADC 值 1.2×10^{-3} mm²/s；E. TIC 呈早期快速上升后平台型（Ⅱ型）；F～H. 右乳外象限见多个明显强化肿块，腋窝内肿大并明显强化淋巴结。

性淋巴结肿大疾病包括淋巴瘤、白血病等。全身系统性疾病如类风湿关节炎、系统性红斑狼疮、银屑病关节炎及结节病等也可引起淋巴结增大，多为双侧多发或单侧淋巴结弥漫肿大，与转移淋巴结鉴别困难，此类疾病多数要兼顾肺内病变，故多选用胸部 CT 增强/CT 检查，确诊主要依靠淋巴结活体组织检查。

增强 MRI 检查对于腋窝淋巴结扫查范围受检查设备影响，不能包括全部腋窝，超声和增强 CT 有更大的范围和灵活性，PET‑CT 对淋巴结的显示、肿瘤分期及转移监视更有诊断价值。

（5）治疗和预后

腋窝淋巴结有无肿大或转移可疑，是乳腺癌分期和治疗方案确定的主要影响因素，需系统检查，综合评价。

转移腋窝淋巴结清扫（或前哨淋巴结活检），根据活体组织检查结果决定是否进行腋窝淋巴结清扫术。

（王慧颖　张　伟）

参考文献

［1］陈雅玲,曾炜,常才. 乳腺淋巴瘤的超声特点及与乳腺 X 线、磁共振成像的比较［J］.中华超声影像学杂志.2011;20(8):684‑687.

［2］付丽,傅西林.乳腺肿瘤病理学［M］.北京:人民卫生出版社,2008.

［3］葛玲玉,王丽君.许顺良,等.乳腺叶状瘤的 X 线表现与病理特征［J］.中华放射学杂志,2002,36(11):977‑980.

［4］顾雅佳,陈彤箴,王玖华,等.乳腺髓样癌的 X 线表现——与病理对照并与纤维腺瘤鉴别［J］.临床放射学杂志,2004(4):292‑296.

［5］顾雅佳,汪晓红,肖勤,等.乳腺导管原位癌及其微浸润的磁共振成像评价［J］.中华放射学杂志,2007,41(3):248‑253.

［6］顾雅佳,王玖华,张廷璆.乳腺黏液腺癌的钼靶 X 线表现与病理对照研究［J］.中华放射学杂志,2002,36(11):973‑976.

［7］胡静,汪登斌,柴维敏,等.三阴性乳腺癌的 MRI 影像学特点分析［J］.放射学实践,2010,25(9):1011‑1015.

［8］李香丹,杨文涛,孙抒.乳腺实性乳头状癌 73 例临床病理诊断［J］.临床与实验病理学杂志,2010,26(1):35‑39.

［9］刘春玲,何晖,张金娥,等.乳腺导管原位癌的 MRI 表现及其与组织学核级别的相关性分析［J］.临床放射学杂志,2012,31(01):29‑33.

［10］娄鉴娟,蒋燕妮,王思奇,等.乳腺浸润性小叶癌的动态增强 MR 表现［J］.影像诊断与介入放射学,2016

(4)：282 - 286.

[11] 罗冉，汪登斌，王丽君. 乳腺叶状肿瘤的 MRI 特征及鉴别诊断[J]. 国际医学放射学杂志，2014，37(5)：426 - 429.

[12] 沈茜刚，谭红娜，彭卫军. 乳腺叶状瘤的 MRI 表现及病理对照分析[J]. 中华放射学杂志，2011，45(12)：1108 - 1112.

[13] 许玲辉，彭卫军，顾雅佳. 乳腺导管原位癌的 MRI 表现[J]. 中华放射学杂志，2011(2)：159 - 163.

[14] 尤超，顾雅佳，彭卫军，等. 乳腺实性乳头状癌的影像表现及病理特征[J]. 中华放射学杂志，2014，48(3)，193 - 196.

[15] 张艳琦，张丽娜，顾林. 102 例乳腺 Paget 病临床分析[J]. 中华普通外科杂志，2013，28(8)：633 - 634.

[16] 赵亚娥，王丽君，罗冉，等. 乳腺乳头病变的 MRI 特点[J]. 放射学实践，2015，30(11)：1085 - 1088.

[17] BERG W. 乳腺影像诊断学[M]. 彭卫军等，译. 北京：人民卫生出版社，2018.

[18] BIELING B. MRI for diagnosis of pure ductal carcinoma in situ：a prospective observational study [J]. Lancet，2007，370(9586)：485 - 492.

[19] BREM R F，LECHNER M C，JACKMAN R J，et al. Lobular neoplasia at percutaneous breast biopsy：variables associated with carcinoma at surgical excision [J]. Am J Roentgenol，2008，190(3)：637 - 641.

[20] CHOI N，KIM K，HWAN K，et al. Malignant and borderline phyllodes tumors of the breast：a multicenter study of 362 patients (KROG 16 - 08). Breast Cancer Res Treat，2018，171(2)：335 - 344.

[21] DENT R，TRUDEAU M，PRITCHARD K I，et al. Triple-negative breast cancer：clinical features and patterns of recurrence [J]. Clin Cancer Res，2007，13 (15)：4429.

[22] GOLDHIRSCH A，WOOD W C，COATES A S，et al. Strategies for subtypes-dealing with the diversity of breast cancer：highlights of the St. Gallen International Expert Consensus on the Primary Therapy of Early Breast Cancer 2011[J]. Ann Oncol，2011，22(8)：1736 - 1747.

[23] HOCHMAN M G，OREL S G，POWELL C M，et al. Fibroadenomas：MR imaging appearances with radiologic-histopathologic correlation [J]. Radiology，1997，204(1)：123 - 129.

[24] HOUSSAMI N，IRWIG L，UNG O. Review of complex breast cysts：implications for cancer detection and clinical practice [J]. ANZ J Surg，2006，75(12)：1080 - 1085.

[25] JANG J H，CHOI M Y，LEE S K，et al. Clinicopathologic risk factors for the local recurrence of phyllodes tumors of the breast[J]. Ann Surg Oncol，2012，19(8)：2612 - 2617.

[26] JIANG T，TANG W，GU Y，et al. Magnetic resonance imaging features of breast encapsulated papillary carcinoma [J]. J Comput Assist Tomogr，2018，42(4)：536 - 541.

[27] YOO J L，WOO O H，KIM Y K，et al. Can MR imaging contribute in characterizing well-circumscribed breast carcinomas[J]. RadioGraphics，2010，30(6)：1689 - 1704.

[28] KAWASHIMA M，TAMAKI Y，NONAKA T，et al. MR imaging of mucinous carcinoma of the breast [J]. AJR，2002，179(1)：179 - 183.

[29] LAKHANI S R，ELLIS I O，SCHNITT SJ，et al. WHO classification of tumours of the breast [M]. 中华医学会病理学分会乳腺病理学组，编译. Lyon：IARC，2012：156 - 160.

[30] LIBERMAN L，GIESS C S，DERSHAW D D，et al. Non-Hodgkin lymphoma of the breast：imaging characteristics and correlation with histopathologic findings [J]. Radiology，1994，192(1)：157 - 160.

[31] LIM H S，JEONG S J，LEE J S，et al. Paget disease of the breast：mammographic，US，and MR imaging findings with pathologic correlation [J]. Radiographics，2011，31(7)：1973 - 1987.

[32] ZHANG L，JIA N，HAN L，Et al. Comparative analysis of imaging and pathology features of mucinous carcinoma of the breast[J]. Clin Breast Cancer，2015，15(2)：e147 - e154.

[33] LIU H，TAN H，CHENG Y. et al. Imaging findings in mucinous breast carcinoma and correlating factors [J]. Eur J Radiol，2011，80(3)：706 - 712.

[34] MARSHALL J K，GRIFFITH K A，HAFFTY B G，et al. Conservative management of Paget disease of the breast with radiotherapy [J]. Cancer，2003，97(9)：2142 - 2149.

[35] MONZAWA S，YOKOKAWA M，SAKUMA T，et al. Mucinous carcinoma of the breast：MRI features of pure and mixed forms with histopathologic correlation

［J］. AJR，2009,192(3):125 - 131.

［36］ NING QU, YAHONG LUO, TAO YU, Et al. Differentiation between pure mucinous breast carcinomas and fibroadenomas with strong high-signal Intensity on T2-weighted images from dynamic contrast-enhanced magnetic resonance imaging［J］. Breast Care，2018,13 (1):32 - 37.

［37］ OZTEKIN P S, TUNCBILEK I, KOSAR P, et al. Nodular sclerosing adenosis mimicking malignancy in the breast: magnetic resonance imaging findings ［J］. Breast J，2011,17(1):95 - 97.

［38］ PAL S K, LAU S K, KRUPER L, et al. Papillary carcinoma of the breast: an overview［J］. Breast Cancer Res Treat, 2010,122(3):637 - 645.

［39］ PEDICONI F, OCCHIATO R, VENDITTI F, et al. Radial scars of the breast: contrast-enhanced magnetic resonance mammography appearance ［J］. Breast J,2005,11(1):23 - 28.

［40］ RAJ S D, SHURAFA M, SHAH Z, et al. Primary and secondary breast lymphoma: clinical, pathologic, and multimodality imaging review ［J］. Radiographics， 2019,39(3):610 - 625.

［41］ FERRÉ R, ALDIS A, ALSHARIF S, et al. Differentiation of fibroadenomas and pure mucinous carcinomas on dynamic contrast-enhanced MRI of the breast using volume segmentation for kinetic analysis: a feasibility study［J］. Am J Roentgenol, 2016,206(2): 253 - 258.

［42］ SCOTT-MONCRIEFF A, SULLIVAN M E, MENDELSON E B, et al. MR imaging appearance of noncalcified and calcified DCIS ［J］. Breast J, 2018,24 (3):343 - 349.

［43］ SHIM E, SONG S E, SEO B K, et al. Lymphoma affecting the breast: a pictorial review of multimodal imaging findings ［J］. J Breast Cancer, 2013,16(3):

254 - 265.

［44］ STARK A, HULKA B S, JOENS S, et al. HER - 2/ neu amplification in benign breast disease and the risk of subsequent breast cancer ［J］. J Clin Oncol, 2000,18 (2):267.

［45］ JEONG S J, LIM H S, LEE J S, et al. Medullary carcinoma of the breast: MRI findings ［J］. AJR, 2012,198(5):482.

［46］ CHADASHVILI T, GHOSH E, FEIN-ZACHARY V, et al. Nonmass enhancement on breast MRI: review of patterns with radiologic-pathologic correlation and discussion of management［J］. AJR, 2015, 204 (1):219 - 227.

［47］ TAN H, LI R, PENG W, et al. Radiological and clinical features of adult non-puerperal mastitis ［J］. Br J Radiol, 2013,86(1024):221 - 225.

［48］ WANG L, WANG D, CHAI W, et al. MRI features of breast lymphoma: primary experience with seven cases ［J］. Diagn Interv Radiol, 2015, 21(6): 441 - 447.

［49］ WANG W, DIN J, YANG W, et al. MRI characteristics of intraductal papilloma ［J］. Acta Radiol, 2014, 56 (3):276.

［50］ YABUUCHI H, SOEDA H, MATSUO Y, et al. Phyllodes tumor of the breast: correlation between MR findings and histologic grade［J］. Radiology, 2006,241 (3):702 - 709.

［51］ YOU C, PENG W, SHEN X, et al. Solid papillary carcinoma of the breast: MR mammography, digital mammography and ultrasound findings［J］. J Comput Assist Tomo, 2018,42(5):771 - 775.

［52］ ZHANG L, JIA N, HAN L, et al. Comparative analysis of imaging and pathology features of mucinous carcinoma of the breast［J］. Clin Breast Cancer, 2015, 15(2):e147 - e154.

 # 乳腺癌综合治疗的磁共振成像评估

4.1 保乳手术的乳腺磁共振成像评估

乳腺癌手术经历了由小到大,又从大到小的的演变过程。完成了从局部切除→根治术→扩大根治术→保留胸大肌和/或胸小肌的改良根治术的术式转变。然而专家们发现,随着手术范围的扩大,患者术后生存率并无明显改善,同时以手术为主的综合治疗却可使乳腺癌患者的生存率明显提高。于是保乳手术应运而生,近年来乳腺癌的外科治疗进入保乳手术时代。

严格掌握保乳手术适应证是手术成败的关键,直接影响术后局部复发与否及患者的生存率。因此,术前正确筛选保乳手术患者就显得越发重要。选择合适的病例,可提高术后患者美容效果及乳腺癌根治效果。保乳手术治疗的适应证包括:①单一癌灶,肿瘤与乳房体积比率较小,手术切除肿瘤后不影响乳房外观;②肿瘤直径≤3 cm,距乳头 2 cm 以上、Ⅰ期及部分Ⅱ期乳腺癌、部分Ⅲ期乳腺癌经过新辅助化疗降期后;③局部

能切除的散在丛状微小钙化病灶;④肿瘤位于乳晕以外区域;⑤术前能排除乳腺癌有多发病灶;⑥患者自愿要求保乳且无绝对禁忌证。

目前,保乳手术对病理学类型无特殊要求,但是炎性乳腺癌不在其范围内。美国国立综合癌症网络(National Comprehensive Cancer Network,NCCN)于 2010 年制订的"NCCN 乳腺癌临床实践指南"中指出,既往有胸壁放疗史或乳腺放疗史、病变广泛、乳腺钼靶 X 线检查显示有癌性或弥漫可疑的微钙化灶和阳性病理切缘等,均为保乳术的绝对禁忌证。而其相对禁忌证包括:涉及皮肤的活动性结缔组织病(尤其硬皮病和红斑狼疮);肿瘤>5 cm,局部切缘阳性;年龄≤35 岁的绝经前患者并伴有 *BRCA1/2* 突变。

保乳手术前对病变的性状、分期和转移情况的判定均有赖于各种医学影像学检查手段。目前,临床多采用体格检查、钼靶和超声检查来评价和筛选患者。但体格检查存在一定的主观性,其检查结果很大程度依赖于检查者的临床经验。钼靶和超声检查的灵敏度较低,术前评价效果难以

令人满意。MRI 检查具有极高的软组织分辨力，即使对微小病灶也颇为敏感，可以显示其他检查手段不能检出的多灶性和多中心性乳腺癌。乳腺癌患者手术前 MRI 检查较乳腺钼靶和乳腺超声检查可多发现 10% 以上的多中心病灶。

保乳手术后病灶残留是乳腺癌局部复发的主要因素，同时也是影响预后的重要因素。导致保乳手术后局部复发的原因包括肿瘤自身因素和手术切除范围、切缘状况及手术后是否行放疗和全身治疗等。乳腺癌从局部到区域淋巴结转移到最终血行转移等情况的发生存在一定个体差异，保乳手术效果取决于患者是否存在远处微小转移灶。肿瘤分期较高、存在淋巴结转移是公认的影响乳腺癌保乳手术预后的重要因素。

保乳手术后，传统的乳腺钼靶 X 线检查很容易受瘢痕组织、手术及放疗后结构、密度改变的影响，有时难以对可疑肿瘤复发的患者作出正确判断，增强 MRI 扫描可以显示乳腺的血供状况，有助于区别手术后瘢痕和肿瘤复发，能够敏感和精准地诊断肿瘤的复发及病变的范围。

MRI 扫描作为筛查方法，检测保乳手术后复发的研究数据很少。有研究提出对于接受保乳手术的患者，因存在同侧乳腺癌复发及同侧或对侧新发乳腺癌的风险，有必要每年进行 1 次 MRI 随访复查。然而对于手术前肿瘤较小，手术后生活质量良好的患者，每年的 MRI 筛查将令其背负相对较高的经济和心理负担，并且无益于改善患者的整体生存率。因而推荐这类保乳手术和放疗术后患者定期进行乳腺钼靶 X 线检查、超声检查和临床查体，以发现复发病灶或新发乳腺癌。

在一项对 476 例切缘阴性并接受外照射放疗的保乳手术患者的随访研究中发现，经过平均 5.4 年随访，8 例患者发生同侧乳腺癌复发，其中 6 例在原肿瘤部位，2 例在新的区域发生，相当于每 100 位患者每年有 0.29 位发生同侧乳腺癌复发，5 年随访复发率约为 1.5%。这些患者中超过 1/3 接受过辅助化疗，65% 接受了激素治疗，23% 接受了以上 2 种方法治疗。MRI 检查检出的 8 例复发患者中，单独钼靶 X 线检查发现 3 例，钼靶 X 线检查并体格检查发现 4 例。对侧乳腺癌复发患者有 11 例，相当于每 100 位患者每年有 0.39 位出现对侧乳腺癌复发，其中单独钼靶 X 线检查发现 4 例，钼靶 X 线检查并体格检查发现 5 例。复发肿瘤平均直径约 1.5 cm。MRI 检查检出的肿瘤中 40%～50% 直径<1 cm，75% 直径<2 cm。而这些患者中有 13%～33% 手术中发现有淋巴结转移。BRCA 1/2 突变乳腺癌患者 10 年随访对侧乳腺癌发生率高达约 27%。MRI 检查检出保乳术后新发浸润性癌的灵敏度 75%～80%，而钼靶 X 线检查为 35%～40%。

因此，可根据不同类型乳腺癌患者选择进行 MRI 随访。对于原发肿瘤钼靶 X 线检出阴性和浸润性小叶癌的患者，以及钼靶 X 线检查和体格检查不易检出同侧复发病灶的患者，可考虑行 MRI 筛查。

乳腺 MRI 检查对于鉴别手术后瘢痕组织及残留病变有很大帮助，特别是 MRI 增强扫描中不强化区域对于恶性病变有较高的阴性预测值（88%～96%）。在瘢痕组织内，肿瘤血管生成通常不会进一步发展为癌，肿瘤复发表现为注射对比剂后几分钟内病灶显著强化呈 Ⅱ 型或 Ⅲ 型曲线，与原发肿瘤强化方式类似，而瘢痕组织表现为延迟期轻度强化或无对比剂增强。需要与这类局限性增强区域进行鉴别诊断的主要是瘢痕组织内的局限性炎性过程。这类局限性炎性改变有时类似于 MRI 上的恶性肿瘤的表现而产生误导或误诊。如果病灶无对比剂增强表现，则可以非常可靠地排除恶性肿瘤。保乳术后 MRI 随访患者，术区为瘢痕形成（图 4-1、彩图 12）。

保乳手术后的一些良性表现，如结构扭曲、手术区水肿、脂肪坏死及不同形式的对比剂增强（如肿块样强化、非肿块样强化、局灶性强化），部分可疑病变可能提示手术后复发。MRI 检查为 BI-RADS 3～4 级的病变，行穿刺活检可提供有效依据。

BI-RADS 分级为乳腺 MRI 检查及钼靶 X 线检查提供标准化术语，描述病变的形态学及血流动力学特点。保乳手术后可疑病变包括肿块样强化、非肿块样强化及点状强化。肿块样强化病灶（球形的三维结构，与周围腺体组织有明确的边界）的描述包括病变的形状（圆形、椭圆形、分叶

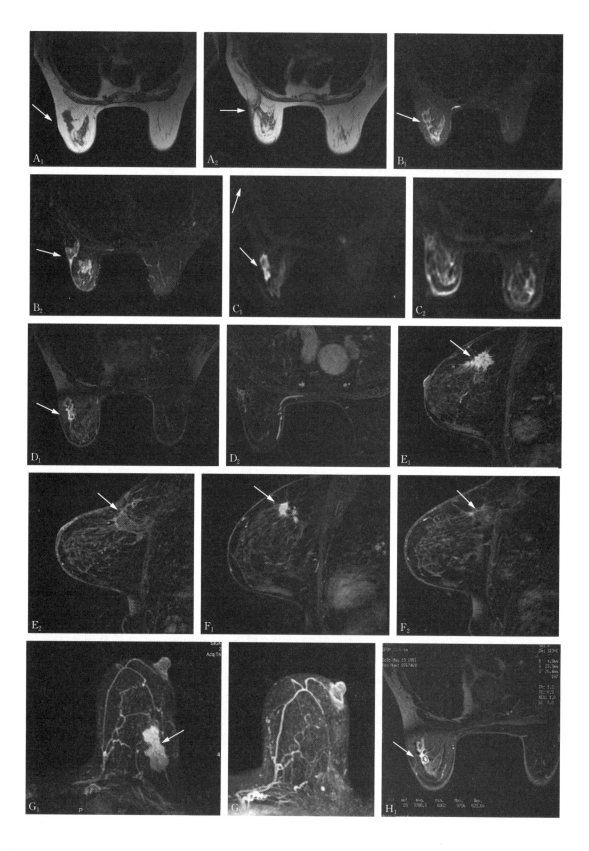

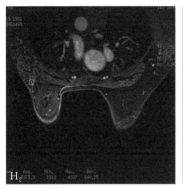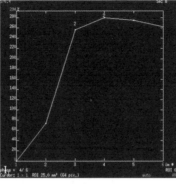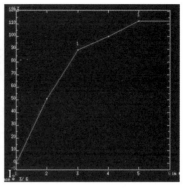

图 4-1 左乳乳腺癌患者(女性,46 岁)保乳手术前及手术后对比(瘢痕形成)

注:A. T_1WI 左乳外上象限分叶状低信号结节,邻近子灶形成,术后可见纤维瘢痕;B. T_2WI 抑脂序列,病灶呈高信号,术后可见瘢痕周围淋巴回流异常;C. DWI 序列,病灶呈明显弥散受限,术后区瘢痕及纤维增生,未见明确弥散受限结节;D. 增强减影显示病灶周边毛刺及子灶,术后延迟期增强显示术区瘢痕内结节样增生组织;E. T_2WI 抑脂矢状面,显示病灶周围毛刺,术后病灶区域纤维瘢痕;F. T_2WI 抑脂矢状面,邻近子灶及术后瘢痕;G. 基于减影图像的 VRT 重建,显示病灶血供及术后形态;H、I. 病灶区域强化曲线呈流出型,术后瘢痕区域呈流入型。1. 术前图;2. 相应序列术后图。

状及不规则形状),边界(光滑、不规则及毛刺),内部强化方式(均匀强化、不均匀强化、环形强化、中心强化、内部低信号分隔及分隔样强化)。非肿块样强化病灶描述包括病变的分布(局灶性、线样、导管样,节段性分布,多灶性分布)。MRI 动态增强扫描曲线对保乳手术后患者的可疑病变评估有很大帮助。保乳手术后手术切缘任何可疑病变均要仔细评估,包括手术区水肿、皮肤增厚、囊肿及胸壁肌肉有无侵犯。

(1)BI-RADS 1 级

表示乳房结构无异常,注射对比剂后无异常强化。建议常规随访。

(2)BI-RADS 2 级

保乳手术后常见表现为局部皮肤增厚、结构扭曲、水肿、局部信号缺失、手术后出血吸收后含铁血黄素沉积(在 MRI 上表现为低信号环)。手术区金属夹常被误认为异常强化,通过 MRI 减影图像能很好地进行区分。上述手术后征象大部分在 3 年内会逐步消退,但保乳手术后术区水肿可能不会完全消退。约 25% 的保乳患者在手术后第 6 年仍然存在不同程度的水肿。但是水肿范围的增大则提示肿瘤复发。保乳手术后的患者,手术区域常常会出现一空腔,内部充盈着血液或血浆。钼靶 X 线检查时,这种充盈着血浆的空腔

常常表现为肿块或局部腺体密度增高,MRI 增强扫描能够较好地进行鉴别。图 4-2 为保乳术后 MRI 提示术区有少许包裹性积液。一般情况下,术区的出血 1 年内基本吸收。

(3)BI-RADS 3 级

良性病变可能性很大,恶性病变的可能性<2%,需要短期随访(6 个月)。对于非肿块样强化病灶(小的局灶性强化及细线样强化),可以随访 18 个月;考虑为良性病变的结节样强化病灶需要随访 6 个月。这些强化表现可能是手术和放疗后引起的变化。脂肪坏死在保乳手术后也较为常见,有时 MRI 表现与乳腺恶性肿瘤及肿瘤的手术后复发不易区分,有时需要穿刺活体组织检查证实。因此,提高对保乳手术后脂肪坏死的影像认识,可以减少不必要的穿刺活体组织检查和减少患者的痛苦。MRI 对比剂增强检查,脂肪坏死表现为均匀或不均匀的信号,类似于含油囊肿,呈环形强化、局灶性强化或弥漫性强化,结构扭曲及不规则肿块。脂肪坏死内部可出现钙化,MRI 呈低信号。对于明确的脂肪坏死,可以定为 BI-RADS 2 级,对于不确定的脂肪坏死,常常归类到 BI-RADS 3 级甚至 BI-RADS 4 级。文献报道术后脂肪坏死的强化表现可以持续到保乳手术后 5 年之久。因此,保乳手术后对于任何影像上发现

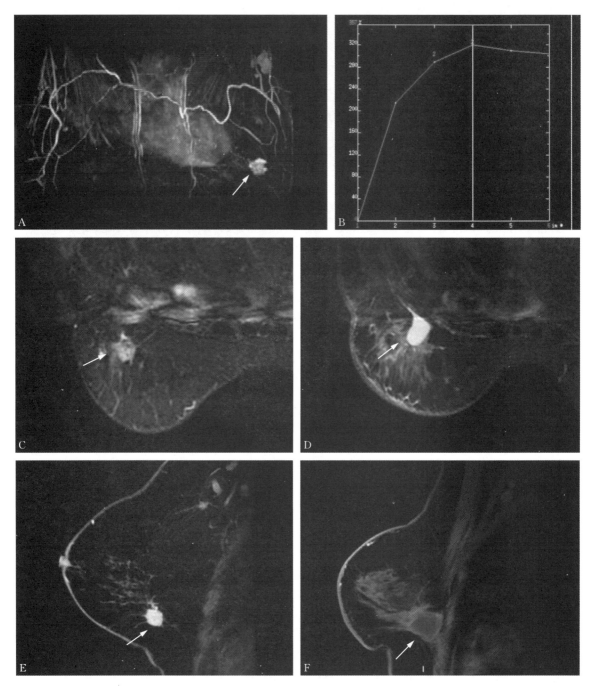

图 4-2 浸润性乳腺癌患者保乳术前及术后 4 个月对比图

注:女性,45 岁。A. 肿瘤术前 VRT 图显示肿瘤为分叶状小结节;B. 显示病灶术前强化曲线为 Ⅱ 型曲线;C. T_2WI 显示病灶术前形态;D. T_2WI 序列显示病灶切除术后水肿和积液;E. 显示术前病灶为明显强化;F. 显示术后术区边缘强化,中心强化不明显,提示病灶完全切除,边缘强化考虑炎性反应和瘢痕形成,中心不强化区域为术后积血/液并局限性包裹。

的可疑病变均不能轻易放过,需要仔细观察和鉴别。

(4) BI-RADS 4 级

对于任何肿块样强化和直径>5 mm的非肿块样强化均需怀疑肿瘤复发。节段性、线样分布和沿导管分布非肿块样强化需要高度怀疑恶性病变的可能。随访过程中发现病变增大需要排除恶性病变可能,建议归类为BI-RADS 4 级,并行穿刺活体组织检查。

(5) BI-RADS 5 级

保乳手术后乳腺病变的形态学特征与手术前乳腺癌特征类似,可以为局灶性或多发病变,早期快速强化,延迟期廓清。病变的边缘特征及早期强化对于诊断肿瘤和复发尤为重要,肿块形态不规则和毛刺征对于恶性肿瘤的阳性预测值达84%～91%。病变边缘强化高度提示恶性肿瘤。保乳手术后多发病变也不少见,需要排除复发的可能性。图4-3为保乳术后,同侧乳腺病灶复发。

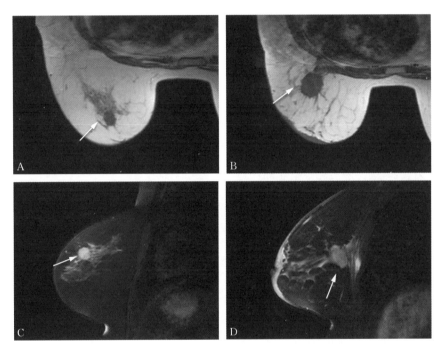

图4-3　乳腺癌保乳术后局部复发图像

注:患者,女性,60 岁,诊断为左乳浸润性癌,单发小病灶外科选择行保乳肿瘤切除手术。A、C. 术前乳腺癌病灶;B、D. 术后18 个月后复发乳腺癌病灶,术后乳腺术区周围组织水肿和乳腺皮肤增厚。考虑为复发患者,外科选择乳腺癌改良根治术并术后加做新辅助化疗。

总之,MRI检查能及早发现肿瘤有无复发和评估对侧乳腺情况。微小或局灶性强化、细线样强化在保乳手术后患者中并不少见,这种强化特征可以持续到手术后18 个月或更久。临床密切随访和影像学检查对于保乳手术后的乳腺癌患者非常重要。

影像组学是一个多学科结合的技术,影像组学这一概念由美国学者 Gillies 等于 2010 年首次提出,经荷兰学者 Lambin 等进一步完善,即"从放射影像中高通量提取成像特征并创建高维数据集",此概念一经提出便在全球引起广泛关注。近年来,关于影像组学在不同癌症应用方面的研究大幅增加,包括乳腺癌、胶质瘤、肝癌、肺癌等。影像组学可提供以往基因检测或病理检查才能提供的信息,因此临床医师能根据图像得到有利于诊断的信息,从而作出更好的临床决策,减轻患者的负担。影像组学目前在乳腺癌应用中的研究多集中在诊断、分子分型鉴别、化疗疗效评价、预后评估、复发评估等方面。所以,乳腺癌组学研究也势必会应用到乳腺癌术前,评估患者是否合适行保乳手术,预测前哨淋巴结是否存在转移,以及预先判断保乳手术后是否会出现复发,也许还能预测复发概率。影像组学可以用于鉴别复发肿瘤组织、术区积血、脂肪坏死或纤维瘢痕。迄今为止,已有大量研究证实了影像组学在乳腺癌应用中的独特优势。但是影像组学尚处于起步阶段,方法、技术、设备及实验设计等方面还有待进一步优化,影像组学在乳腺癌其他方面的应用还需进一步探索与验证。随着潜在影像学图像特征的发掘及技术的完善,影像组学的临床实用性及临床价值将会大幅提高,这一无创性检测新技术会在未来的医学领域发挥巨大的作用。

人工智能已经广泛应用于许多医疗领域,随着技术的逐渐进步,其在医学影像领域中的应用得到了蓬勃发展。人工智能是指具备解决问题能力,同时能够自我学习并解决相关衍生新问题的技术。人工智能技术整合入计算机系统,试图在解决某一问题时达到人类的水平。由于医学影像临床工作的复杂性,直到近期,人工智能技术才能进行精准的医学影像图像分析。人工智能应用于医学影像日常工作中,可以减少放射科医师的重复简单工作,并降低人为错误。乳腺癌影像筛查是人工智能机器学习较早应用的领域。计算机辅助设计(computer-aided design,CAD)软件可以辅助乳腺 MRI 的视觉评估,并提供有用的附加信息。CAD 软件对 MRI 评估浸润性乳腺癌的多病灶具有明显优势,但目前对评估淋巴结的转移状态效果不佳。对于手术后患者同侧复发或者对侧复发及多发病灶检出有很高的临床价值。人工智能技术的介入,结合大数据挖掘,使得肿瘤影像大数据在人工智能筛选、梳理和提取后,可能转换成有效的临床决策。人工智能的发展势必能够辅助乳腺癌的精准诊断和治疗,术前预判乳腺癌是否能行保乳手术,以及判断术后是否复发,辅助鉴别复发肿瘤与坏死组织和瘢痕组织等成分。未来,人工智能将为临床诊断提供重要帮助。

4.2　新辅助化疗疗效的磁共振成像评估

新辅助化疗自 20 世纪 70 年代提出以来,在乳腺癌临床治疗中的应用越来越多。大规模的随机临床试验已显示新辅助化疗在肿瘤降期、保乳等方面的明显优势。乳腺癌的新辅助化疗可以消除或减少亚临床微小转移灶,减少复发、转移,提高患者的远期生存率;可以降低肿瘤分期,使不能手术的局部晚期患者获得手术切除的机会;也可以使不能行保乳手术患者的肿瘤缩小后争取保乳手术;药物在体内的反应还可以作为体内的药敏试验,为术后选择更好的化疗方案提供依据。

新辅助化疗是指在肿瘤局部治疗前给予的全身化疗,也有人称其为早期化疗、术前化疗或诱导化疗。乳腺癌新辅助化疗的适应证有三大类:①不适合手术的局部晚期乳腺癌(分期为 T_3 和/或 N_2 以上);②有保乳意愿的部分 T_2 期患者(原发肿瘤直径 3～5 cm);③原发肿瘤直径<3 cm,并且腋窝淋巴结阴性的早期患者,该类仅在临床研究时采用。

由于乳腺癌细胞起源、受体水平及增殖活性等重要因素的差异,不同患者、甚至同一肿瘤内部不同增殖周期的肿瘤细胞之间,对于不同化疗药物及治疗周期均具有不同的敏感度,并且化疗药物总是具有一定的毒性,所以新辅助化疗的周期数要根据病理分型、临床分期和治疗目的而定。也有一些研究表明新辅助化疗后,一些病例的肿瘤细胞增殖活性反而增高,对于这些病例进行全程的新辅助化疗,将延误及时手术时间。早期检出此类潜在的新辅助化疗不敏感病例,及早调整治疗方案和改变治疗策略,不仅可以减轻患者对化疗药物的毒性反应,还可以提高治疗的效价比,节约医疗成本。此外,新辅助化疗还可能改变肿瘤的生物学特性,使某些常规用于判断预后的征象或信息丢失,造成进一步治疗的盲目性。因此,正确评价局部进展期乳腺癌对新辅助化疗的反应,确定肿瘤细胞和血管增殖活性的变化情况,对于进一步选择适当的治疗方式和判断预后,尤其是对新辅助化疗后欲行保乳手术的病例具有非常重要的意义。

目前,已达成的临床共识包括:治疗前要求有详细的查体记录和影像资料,每个周期都要求对肿瘤的大小变化有精准的了解,2个周期治疗后应采用影像学方法严格评价临床疗效,根据疗效评价结果决定下一步治疗,必要时可以通过穿刺了解病理改变。2～3个周期疗效达临床完全病理缓解或大部分病理缓解者,应继续原方案至6周期,而3～4个周期疗效欠佳者应及时改变治疗方案。所以,及时、精准地评价化疗疗效可以避免延长无效化疗时间、增加治疗费用及延误治疗时机。因此,选择及优化能够监测肿瘤活性、无创且敏感的方法,一直是临床肿瘤学研究的主要目标(图4-4～4-6)。

乳腺癌新辅助化疗中肿瘤的治疗反应可以通过临床触诊、乳腺超声、乳腺钼靶X线检查、MRI和PET-CT检查来追踪随访。一直以来,评估乳腺癌术前新辅助化疗疗效常行临床触诊、乳腺超声或乳腺钼靶X线检查来监测肿瘤大小的变化。但三者精准性较差,均存在一定的局限性,评估效果不够理想。乳腺及病变的类型较大程度影响触诊的精准性。病灶大小难于精准测量,较深在的病变不易评估,对临床经验的依赖等都是测量精准性的影响因素。超声和乳腺钼靶X线检查不能对化疗后肿瘤残留及化疗引起的纤维化瘢痕作出鉴别,并且乳腺钼靶X线检查对于致密型乳腺内的残余病灶范围较难作出正确判断和测量。超声检查不能显示乳腺癌常见表现的微钙化灶,对于节段样、多结节样或边界不清的较大肿块不能精准测量其大小。PET-CT对早期预测新辅助化疗疗效具有一定的应用价值,但其价格较贵,且对受试者辐射剂量较大。目前,仅部分患者接受该项检查。

MRI软组织分辨率较高,具有很好的空间分辨率。因此,可以清晰地显示肿块的空间位置、范围和形态。MRI增强扫描可以清楚地显示肿瘤范围及内部细节,可以鉴别残留组织和化疗后引起的纤维组织增生或坏死,帮助选择新辅助化疗后的适合病例行保乳手术。国际乳腺癌诊断和治疗专家组基于大量的临床研究结果分析,肯定了乳腺MRI检查在乳腺癌新辅助化疗反应的判断和残余病变的范围评估方面的临床应用价值。最新版的"NCCN指南"推荐,新诊断为乳腺癌的患者进行新辅助化疗前要常规行乳腺MRI检查,用于明确诊断和化疗后疗效评价。新辅助化疗后乳腺MRI检查可评价肿瘤化疗反应主要通过肿瘤直径或体积,以及一些功能成像信息进行判断。

功能MRI包括DWI、MRS、MR灌注成像(PWI)等多种成像技术。DWI是利用MRI对活体水分子弥散进行测定,通过一定的弥散系数 b 值,测定ADC值来判断肿瘤性质和疗效分析。MRS是利用磁共振对生物体内化合物组成和含量进行测定分析的技术,提供活体内肿瘤的生化代谢信息来判断肿瘤的性质和疗效。PWI是用来反映组织微血管分布及血流灌注情况的技术,可以提供血流动力学方面的信息。

乳腺癌新辅助化疗后肿瘤的缩小方式分为2种:①向心型缩小,表现为化疗后肿瘤呈单发结节,形态较规则,边界较清(图4-4、4-5);②树枝型缩小,表现为化疗后肿瘤呈多发结节,形态不规则,边界不清楚,呈斑片状(图4-6)。精准判断肿瘤的缩小方式有助于为外科医师选择适宜保乳手术的患者。向心型缩小的肿瘤较易判断其边界,局部切除后切缘常为阴性,因此易于行保乳手术;相反,树枝型缩小的肿瘤常不易清楚地判断肿瘤的边界,局部切除后切缘常有肿瘤残留,从而只能放弃保乳治疗,改为改良根治术。具有较差预后因素的肿瘤,如ER和PR阴性,HER-2++～+++,在新辅助化疗后倾向于向心型缩小;相反,具有较好预后因素的肿瘤,如ER和/或PR阳性,HER-2阴性,黏液腺癌,在新辅助化疗后倾向于树枝型缩小。接受不同的化疗方案,肿瘤缩小方式也不同。肿瘤血管的分布大多是网状或树枝状的,抗血管化疗药物作用于肿瘤血管后导致沿血管周围分布的肿瘤细胞首先发生坏死。所以,动态增强MRI表现为树枝型缩小。有些药物没有抗血管生成的作用,肿瘤大多表现为向心型缩小。化疗后肿瘤的不同缩小方式也对MRI

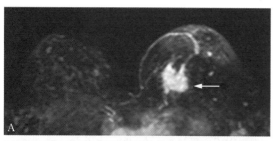

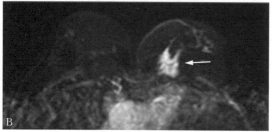

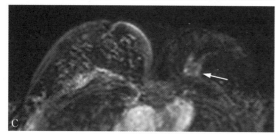

图4-4 乳腺癌化疗2个和4个周期后病灶变化对比(一)

注:患者,56岁,女性,左乳肿块直径3 cm,HER-2阴性。A.乳腺癌化疗前病灶;B.化疗2个周期后乳腺癌病灶;C.化疗4个周期后乳腺癌病灶,肿瘤直径持续向心性缩小,说明化疗效果好。

评价肿瘤范围的准确性有一定影响。

4.2.1 乳腺癌新辅助化疗后 MRI 对肿瘤大小及体积的评价

乳腺癌的新辅助化疗能够监测治疗效果并有助于肿瘤降期。目前,公认依照实体瘤疗效评价标准(Response Evaluation Criteria in Solid Tumor,RECIST)来评价临床肿瘤应答效果。若肿瘤出现进展则应立即进行手术或更换化疗方案;若肿瘤仍然无法切除则考虑进行局部放疗。因此,肿瘤应答效果的评价影响治疗决策。评价分别于化疗前1周内、第2疗程结束后1周内、化疗全部结束1周内(即术前)进行 MRI 检查随访,随访过程中 MRI 检查方法及参数保持一致。

(1)RECIST 标准评价疗效

测量比较治疗前后瘤体最大径的变化,治疗后瘤体最大径缩小>30%为治疗有效,瘤体最大径缩小<30%或出现新病灶为治疗稳定或进展。方法是在病变最明显的图像上选择病灶最大层面,测量其最长径,并进行化疗前、第2疗程、化疗结束病灶最长径的比较,如图4-7所示。

(2)肿瘤体积变化评价疗效

在增强减影图像中选中病灶,通过最大密度投影软件 3D MIP(maximum intensity projections)

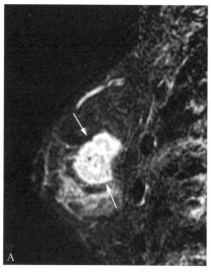

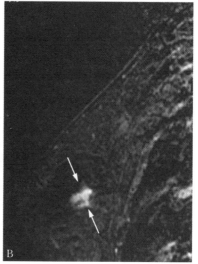

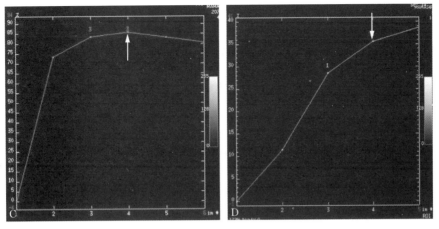

图 4-5　乳腺癌化疗后病灶向心型缩小

注：患者,46 岁,女性,图 A 为乳腺癌化疗前病灶;图 B 为乳腺癌化疗后病灶;图 C 为化疗前病灶强化曲线;图 D 为化疗后病灶强化曲线。化疗后肿瘤直径持续缩小,缩小方式为向心型缩小,强化曲线由Ⅱ型曲线变为Ⅰ型曲线,说明化疗破坏了乳腺癌病灶的供血,病灶对化疗敏感。

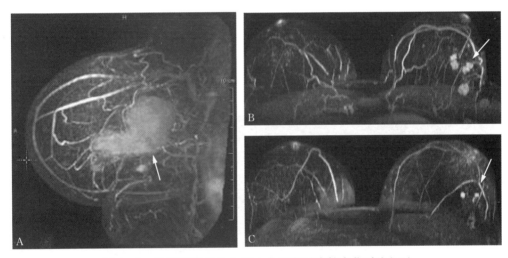

图 4-6　乳腺癌化疗 2 个和 4 个周期后病灶变化对比(二)

注：患者,55 岁,女性。图 A 为乳腺癌化疗前基于减影图像的 VRT 重建矢状位图;图 B 为乳腺癌化疗 2 个周期后 VRT 重建横断位图;图 C 为乳腺癌化疗 4 个周期后 VRT 重建横断位图。2 个周期和 4 个周期结束后肿块缩小,缩小方式为树枝样缩小,化疗后病灶变为数个小病灶,该病灶对化疗敏感,化疗效果好。

行三维重建,并进行体积计算,肿瘤体积缩小 65% 以上为治疗有效,缩小<65% 或较前增大或出现新病灶均为稳定或进展,比较化疗前、第 2 疗程、化疗结束(即术前)病变体积的变化。

4.2.2　弥散加权成像和 ADC 值对乳腺癌新辅助化疗疗效评估

ADC 值可对弥散加权成像的结果进行定量评估。经过新辅助化疗,细胞毒性药物作用于肿瘤细胞,改变了细胞膜的完整性及通透性,同时肿瘤细胞凋亡后细胞密度降低,造成细胞外间隙扩大,最终导致肿瘤组织中水分子弥散加速,DWI 值亦随之变化,ADC 值的变化反映肿瘤内部微结构的改变,一定程度上反映肿瘤的生物学特性改变,可用于量化评价化疗疗效。并且 ADC 值的变化常较传统 MRI 所测得的肿瘤大小的变化更敏感,在化疗较早期就能发现肿瘤的改变。研究发现,在化疗前肿瘤 ADC 值高者,化疗疗效也较差,

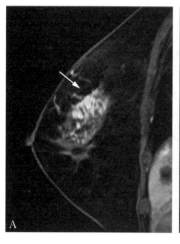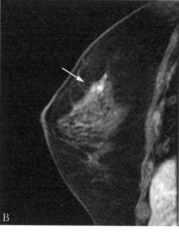

图 4-7 乳腺癌化疗 2 个疗程前后影像对比

注：患者，54 岁，女性，乳腺导管癌。A. 化疗前乳腺癌病灶；B. 化疗 2 个疗程后乳腺癌病灶，新辅助化疗 2 周期后，肿瘤直径从 3.7 cm 缩短到 1.6 cm，肿瘤长径缩短 56.7%，RECIST 评估 PR。

这是因为 ADC 值与细胞密度呈负相关，与肿瘤分化程度呈正相关。因此，ADC 值较高的肿瘤细胞分化较好，其新陈代谢率及肿瘤血供均较分化差的肿瘤低，肿瘤内有较多坏死区，产生乏氧乏血供区，细胞密度相对较低，导致化疗药物在 ADC 值较高的肿瘤中分布浓度要低于 ADC 值低的肿瘤，因而对化疗药物治疗的敏感性也不如 ADC 值低的肿瘤。化疗 1 个周期后的研究数据显示，治疗前 ADC 值能预测治疗疗效，并且呈负相关，即治疗前 ADC 越低，治疗后瘤体 ADC 值升高越明显，肿瘤退缩明显，则疗效越明显，所以通过 DWI 的变化可以判断化疗对肿瘤的治疗效果（图 4-8）。

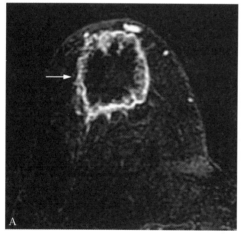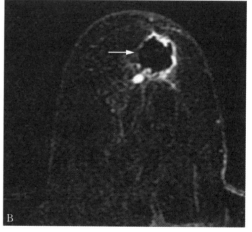

图 4-8 乳腺癌化疗前后病灶 DWI 对比
注：A. 化疗前病灶；B. 化疗后显示病灶缩小及弥散受限范围缩小，提示病灶对化疗敏感有效。

4.2.3 氢质子磁共振波谱成像对乳腺癌新辅助化疗疗效评估

MRS 诊断乳腺癌主要是依据在瘤体内能检测到明显的胆碱复合物（tCho）。tCho 是肿瘤生长活跃的标志，主要由游离胆碱、磷酸胆碱和甘油磷脂酰胆碱、肌醇和牛磺酸组成。在活体组织中，tCho 产生的化学位移形成的小共振峰可融合，组成一个独立的共振峰，在谱线上表现为 3.2 ppm 处特征性的 tCho 共振峰。MRS 可以无创伤性检测组织内部生化代谢,并反映其生物学特性,从而了解肿瘤生物学行为和治疗反应等。随着乳腺癌的进展,瘤体内 tCho 的含量将明显增高,而经新辅助化疗有效治疗后,肿瘤细胞增殖活性降低,生长代谢明显减弱,细胞逐渐凋亡、坏死、细胞密度下降、tCho 的含量随之降低,表现在 MRS 谱线上的 tCho 出现相对应的明显变化,由此通过 MRS 的谱线来进行定量或半定量分析。有研究结果显示,乳腺癌新辅助化疗前、一个疗程结束后及全部疗程结束后病灶 MRS 所得谱线中胆碱峰的出现率依次降低。2001 年,Jaganathan 等首次应用 H - MRS 监测乳腺癌治疗疗效时发现,89% 的患者经治疗后 tCho 消失或明显减弱,所有"有反应肿瘤"在化疗前、1 周期化疗后及 4 周期化疗后,肿瘤内的 tCho 含量依次降低;而所有"无反应肿瘤"tCho 浓度无明显变化:化疗后早期测定 tCho 浓度有利于对肿瘤化疗反应进行定性和定量分析,且胆碱量的明显减少要比肿瘤体积的减少更能预示化疗能够取得病理完全缓解。用 MRS 监测乳腺癌新辅化疗的早期疗效是可行的,可以指导临床选择个体化的有效治疗方案。

4.2.4　磁共振灌注成像对乳腺癌新辅助化疗疗效评估

MRI PWI 是一种半定量分析组织微血管分布和血流灌注情况的 MRI 技术,通过监测乳腺癌新辅助化疗后的血流动力学变化,提供辅助判断早期化疗疗效的信息。MRI PWI 可得到 T_1 灌注图像(正性强化)或 T_2 灌注图像(负性强化)。T_2 灌注主要通过测量相对血容量(relative blood volume,rBV)、相对血流量(relative blood flow,rBF)、平均通过时间(mean transit time,MTT)(血流量＝血容量/平均通过时间)、对比剂峰值时间(time to peak,TTP)等参数对病变性质及治疗疗效进行半定量分析,此技术在乳腺癌评估中应用较少。近年来,研究比较热门的 T_1 灌注动态对比增强 MRI(DCE - MRI)技术,是通过引入一定的药代动力学模型,运用数学拟合方法,测量相关的血流动力学参数。在这些参数中,①K^{trans},指对比剂从血管内弥散到血管外的速度

常数;②K_{ep},指经过一段时间后,组织间隙内的对比剂经弥散重新回到血管内的速度常数;③V_e,是血管外细胞外间隙占整个体素的容积比。通过三者的测量,可以做到完全定量,使判断结果及疗效评估更为真实客观。

乳腺癌新辅助化疗有效组 K^{trans}、K_{ep} 在第 2 个疗程及化疗结束时均较治疗前明显降低。分析其原因,可能与肿瘤病变组织的生物学特性及肿瘤组织对化疗药物的反应有关:恶性肿瘤细胞过度增殖,正常的血管供应不能满足肿瘤细胞的生长,此时肿瘤细胞的生长进展主要依靠不成熟的新生血管来供应营养,一般新生血管结构较紊乱,血管内皮不完整,血管通透性明显增高,表现为组织的灌注增高,血管内外物质交换加快。目前,许多抗肿瘤药物以抑制肿瘤血管生成为主,而瘤体内血流状况是对肿瘤新生血管的间接测量指标。有效的化疗首先是肿瘤代谢和血流的改变,新辅助化疗过程中,对新辅助化疗有效的乳腺癌细胞发生崩解坏死、部分病理血管闭塞消退,病变血供减少,血管通透性减低,局部癌组织的微血管灌注降低,反映在 DCE - MRI 上即为 K^{trans} 等灌注参数的降低。研究认为,K^{trans}、K_{ep} 可以作为判断乳腺癌化疗疗效的有效因子,V_e 是否能评价新辅助化疗疗效结果存在不一致性,是否能评价化疗效果还有待进一步确证。

达峰时间(Peak T)指增强后达到最大对比剂浓度所需的时间,时间越短说明肿瘤血管越丰富,血流灌注越高。研究结果显示,治疗前治疗有效组 Peak T 平均值较无效组低,可能提示有效组血管更丰富,血管通透性更强。在新辅助化疗随访过程中发现,治疗有效组在第 2 个疗程及化疗结束时 Peak T 均值较治疗前均升高,提示治疗后肿瘤细胞坏死,肿瘤血管破坏,毛细血管通透性减低,血流灌注减低,肿瘤组织达到最高强化程度时所需时间延长。因而 Peak T 可以反映乳腺癌新辅助化疗过程中疗效的变化。但是 Peak T 与上述 K^{trans} 相同,不具有预测性。此外,尚有增强最大斜率(增强曲线上升支的最大斜率)、对比剂浓度增强率(增强后血管内对比剂浓度的增加百分比)等参数可以定量评估乳腺癌新辅助化疗治疗

反应。肿瘤组织斜率越大,对比剂浓度增强率越大,说明对比剂浓度-时间曲线越陡直,肿瘤组织早期增强越明显,病变恶性程度越高,新辅助化疗治疗后这2组参数逐步降低说明有效。

乳腺癌不同分子亚型的生物学特性和病理特征不同,因而治疗方案对新辅助化疗的反应及预后也有差异。三阴性乳腺癌(triple-negative breast cancer,TNBC)和HER-2过表达型对新辅助化疗相对敏感,而Luminal型对化疗的反应相对较差(图4-9)。因而乳腺癌分子分型对临床治疗和预后至关重要,同时也对影像学MR研究提出了更高的要求。

乳腺癌影像筛查是人工智能机器学习较早应用的领域。在乳腺MRI等不同检查方法中,基于人工智能的CAD软件筛查乳腺结节、诊断乳腺癌的准确度均较高。2016年,Patel等开发了自然语言处理软件算法,该算法准确获得了543例乳腺癌患者乳腺X线摄影的关键特征,并与乳腺癌亚型进行了相关性分析,其诊断速度是普通医师的30倍,且准确率高达99%。CAD软件可以辅助乳腺MRI的视觉评估,未来可能提供有用的附加信息,如预测乳腺癌的可能分子分型等,不同分型的乳腺癌化疗方案不同,据此可前瞻性地预测化疗药物的治疗效果和预判预后。研究发现,CAD软件对MRI评估浸润性乳腺癌对新辅助化疗的反应具有高特异性,但灵敏度较低,因此尚不能取代视觉成像评估。CAD软件对MRI评估浸润性乳腺癌的多灶性具有明显优势,但对评估淋巴结的转移状态效果不佳。

人工智能能够辅助抗乳腺癌药物的研发,2016年10月,美国拟通过分析来自8 000例乳腺癌患者的1.36万个组织样本,建立具有数万亿个

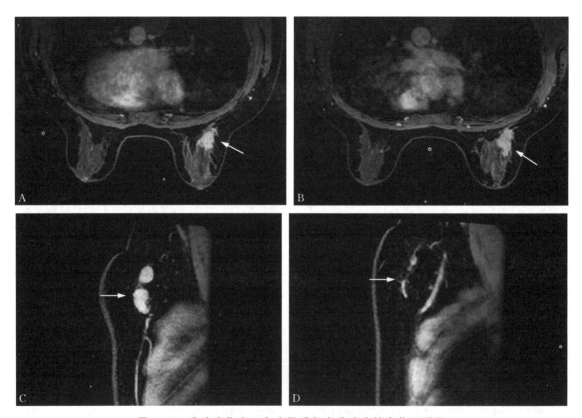

图4-9 乳腺癌化疗4个疗程后复查乳腺病灶变化不明显

注:患者,女性,52岁,乳腺癌,化疗4个疗程后右乳肿瘤未见明显缩小,右侧腋窝淋巴结缩小,但是原发肿瘤不缩小仍考虑化疗效果欠佳,临床选择更改化疗方案。

数据点的健康和病变组织模型,利用人工智能技术分析这些模型中分子特征的模式,以识别出未知的乳腺癌亚型,并开发出更有针对性的乳腺癌新药。还有,利用人工智能了解肿瘤产生耐药性的机制可能是研发新的抗肿瘤药物的另一种思路。2016年11月,IBM公司与麻省理工学院及哈佛大学布罗德研究所合作,通过获取并分析约1万例癌症患者的肿瘤基因组数据,帮助人类更好地理解癌症耐药的分子机制,预测哪些肿瘤可能会对哪些药物产生耐药性,旨在研发能克服耐药的新一代抗癌药物。人工智能获得较好应用的是医学影像学和病理学领域,这2个领域的工作内容恰巧是乳腺癌诊断中的重要部分,相信在不久的将来,人工智能还会在这2个领域发挥更大的作用。目前,人工智能尚处于"弱人工智能"阶段。尽管如此,医学从来都是技术驱动型的领域,相信今后一定会有越来越多的乳腺癌患者和医师能够间接或直接从人工智能的巨大进步中获益。

目前,影像组学在乳腺癌应用中的研究多集中在诊断、分子分型鉴别、化疗疗效评价、预后评估、复发评估等方面。Ahmed等评估了MRI纹理分析在预测乳腺癌对化疗反应方面的能力,并得出在有反应者和无反应者之间可观察到具有显著差异的纹理特征参数,即对比度和方差差异。这些参数值在无反应者中更高,提示肿瘤异质性越高,对化疗的反应越低。另一项研究则发现熵值越高的病灶对化疗有反应的可能性越大。影像组学技术可以补充和结合其他方法进行化疗反应的预测,未来,放射组学也许能帮助乳腺癌患者选择化疗方案、预测化疗结果及预测复发,乃至生存期。

总之,人工智能和放射组学是医学影像发展的方向,它们不仅能提高医师的诊断水平,还能预测患者新辅助化疗的治疗效果并指导治疗方案的选择。

(刘 艳 徐 芳 王丽华 张敏鸣)

参考文献

[1] 顾雅佳,冯晓源,唐峰,等.乳腺肿瘤的MRI扩散特征及参数选定[J].中华放射学杂志,2007,41(05):451-456.

[2] 李瑞敏,顾雅佳,毛健,等.定量动态增强MRI鉴别乳腺良恶性病变的研究[J].中华放射学杂志,2011,45(2):164-169.

[3] 马晓雯,罗娅红.组学在乳腺癌应用中的研究进展[J].中华磁共振成像,2018,9(8):637-640.

[4] 赵丹,廖威,于韬,等.乳腺X线、彩色超声和MRI在乳腺癌保乳手术上的应用研究[J].肿瘤学杂志,2015,21(10):828-834.

[5] AKAZAWA K, TAMAKI Y, TAGUCHI T, et al. Preoperative evaluation of residual tumor extent by three-dimensional magnetic resonance imaging in breast cancer patients treated with neoadjuvant chemotherapy [J]. Breast J, 2006,12(2):130-137.

[6] AMERICAN COLLEGE OF RADIOLOGY. ACR practice guideline for the performance of contrast enhanced magnetic resonance imaging (MRI) of the breast [M]. Reston, Va: American College of Radiology, 2008.

[7] BARTELLA L, MORRIS E A, DERSHAW D D, et al. Proton MR spectroseopy with choline peak as malignancy marker improves positive predictive valur for breast cancer diagonsis: preliminay study [J]. Radiology, 2006,239:686-692.

[8] BICKELHAUPT S, PAECH D, KICKINGEREDER P, et al. Prediction of malignancy by a radiomic signature from contrast agent-free diffusion MRI in suspicious breast lesions found on screening mammography [J]. J Magn Reson Imaging, 2017,46(2):604-616.

[9] CHAREHBILI A, WASSER M N, SMIT VTHBM, et al. Accuracy of MRI for treatment response assessment after taxane- and anthracycline-based neoadjuvant chemotherapy in HER2-negative breast cancer [J]. Eur J Surg Oncol, 2014,40(10):1216-1221.

[10] CHARFARE H, LIMONGELLI S, PURUSHOTHAM A, et al. Neoadjuvant chemotherapy in breast cancer [J]. Br J Sur, 2005,92(1):14-23.

[11] CHEN J H, BAHRI S, MEHTA R S, et al. Breast cancer: evaluation of response to neoadjuvant chemotherapy with 3.0-T MR imaging [J]. Radiology, 2011,261(3):735-743.

[12] CHOY G, KHALILZADEH O, MICHALSKI M, et

al. Current applications and future impact of machine learning in radiology [J]. Radiology, 2018,288(2): 318 – 328.

[13] GARRY C, OMID K, MARK M, et al. Current applications and future impact of machine learning in radiology [J]. Radiology, 2018,288(2):318 – 328.

[14] CUI X, WANG N, ZHAO Y, et al. Preoperative prediction of axillary lymph node metastasis in breast cancer using radiomics features of DCE-MRI [J]. Sci Rep, 2019,(9):2240 – 2248.

[15] DRUKTEINIS J S, GOMBOS E C, RAZA S, et al. MR imaging assessment of the breast after breast conservation therapy: distinguishing benign from malignant lesions [J]. Radiographics, 2012,32(1): 219 – 234.

[16] FISHER B, ANDERSON S, BRYANT J, et al. Twenty-year follow-up of a randomized trial comparing total mastectomy, lumpectomy, and lumpectomy plus irradiation for the treatment of invasive breast cancer [J]. N Engl J Med, 2002,347(16):1233 – 1241.

[17] FISHER B, BROWN A, MAMOUNAS E, et al. Effect of preoperative chemotherapy on local-regional disease in women with operable breast cancer: findings from National Surgical Adjuvant Breast and Bowel Project B – 18 [J]. J Clin Oncol, 1997,15(7):2483 – 2493.

[18] FISHER B. Twenty-five-year follow-up of a randomized trial comparing radical mastectomy, total mastectomy, and total mastectomy followed by irradiation [J]. N Engl J Med, 2002,347(8):567 – 575.

[19] GYAWALI B. Does global oncology need artificial intelligence [J]. Lancet Oncol, 2018, 19 (5): 599 – 600.

[20] HAHN S Y, KO E Y, HAN B K, et al. Role of diffusion-weighted imaging as an adjunct to contrast-enhanced breast MRI in evaluating residual breast cancer following neoadjuvant chemotherapy [J]. Eur J Radiol, 2014,83(2):283 – 288.

[21] HYLTON N M, BLUME J D, BERNREUTER W K, et al. Locally advanced breast cancer: MR imaging for prediction of response to neoadjuvant chemotherapy-results from ACRIN 6657/I-SPY TRIAL [J]. Radiology, 2012,263(3):663 – 672.

[22] KEMPOWSKY-HAMON T, VALLE C, LACROIX-TRIKI M, et al. Fuzzy logic selection as a new reliable tool to identify molecular grade signatures in breast cancer — the INNODIAG study [J]. BMC Med Genomics, 2015,8:3.

[23] KONG X, MORAN M S, ZHANG N, et al. Meta-analysis confirms achieving pathological complete response after neoadjuvant chemotherapy predicts favourable prognosis for breast cancer patients [J]. Eur J Cancer, 2011,47(14):2084 – 2090.

[24] LI J, DERSHAW D D, LEE C F, et al. Breast MRI after conservation therapy: usual findings in routine follow-up examinations [J]. Am J Roentgenology, 2010,195(3):799 – 807.

[25] NKIRUKA C, ATUEGWU, LORI R, et al. Parameterizing the logistic model of tumor growth by DWI-MRI and DCE-MRI data to predict treatment respons and changes in breast cancer cellularity during neoadjuvant chemotherapy [J]. Transl Oncol, 2013,6 (3):256 – 264

[26] PAZ L M M D, BERNAL A T, MERINO M L A, et al. Breast MR imaging changes after neoadjuvant chemotherapy: correlation with molecular subtypes [J]. Radiología, 2012,54(5):442 – 448.

[27] PENGEL K E, LOO C E, TEERTSTRA H J, et al. The impact of preoperative MRI on breast-conserving surgery of invasive cancer: a comparative cohort study [J]. Breast Cancer Res Tr, 2009,116 (1):161 – 169.

[28] RAO A A, FENEIS J, LALONDE C, et al. A pictorial review of changes in the BI-RADS fifth edition [J]. Radiographics, 2016,36(3):623 – 639.

[29] RIEBER A, SCHRAMM K, HELMS G, et al. Breast-conserving surgery and autogenous tissue reconstruction in patients with breast cancer: efficacy of MRI of the breast in the detection of recurrent disease [J]. Eur Radiol, 2003,13(4):780 – 787.

[30] SANTOS J D L, BERNREUTER W, KEENE K, et al. Accuracy of breast magnetic resonance imaging in predicting pathologic response in patients treated with neoadjuvant chemotherapy [J]. Clin Breast Cancer, 2011,11(5):312 – 319.

[31] SCHMITZ A C, PETERS N H, GALLARDO A M, et al. Contrast-enhanced 3.0 – T breast MRI for characterization of breast lesions: increased specificity

by using vascular maps [J]. Eur Radiol, 2008, 18(2): 355 - 364.

[32] SONG S E, SEO B K, CHO K R, et al. Computer-aided detection (CAD) system for breast MRI in assessment of local tumor extent, nodal status, and multifocality of invasive breast cancers: preliminary study [J]. Cancer Imaging, 2015, 15(1): 1.

[33] TOZAKI M, SAKAMOTO M, OYAMA Y, et al. Predicting pathological response to neoadjuvant chemotherapy in breast cancer with quantitative IH MR spectroscopy using the external standard method [J]. J Magn Reson Imaging, 2010, 31(4): 895 - 902.

[34] VOOGD A C, TIENHOVEN G V, PETERSE H L, et al. Local recurrence after breast conservation therapy for early stage breast carcinoma: detection, treatment, and outcome in 266 patients [J]. Cancer, 1999, 85 (2): 437 - 446.

[35] WU L M, HU J N, GU H Y. et al. Can diffusion-weighted MR imaging and contrast-enhanced MR imaging precisely evaluate and predict pathological response to neoadjuvant chemotherapy in patients with breast cancer [J]. Breast Cancer Res Tr, 2012, 135 (1): 17 - 28.

5.1　乳房植入物的正常磁共振成像表现

乳腺 MRI 通常用来评估假体的类型、分布状况及完整性,不仅为外科假体取出、置换等提供详细的假体信息,还可用来鉴别有无伴随的乳腺疾病,因此被认为是评估乳腺植入式假体完整性和并发症的最佳检查方法。美国 FDA 建议在硅凝胶假体植入后 3 年采用乳腺 MRI 进行首次乳房假体完整性的评估,此后每 2 年对无症状妇女进行评估。根据植入方式的不同,乳房植入物可分为注射式假体和植入式假体 2 种。

5.1.1　注射式假体

（1）概述

注射式假体是最初的乳房整形技术,最初的整形填充物包括油、脂肪、凡士林、石蜡、玻璃球和象牙等,但这些材料带来的并发症较为严重,曾一度被禁止使用,但液态硅凝胶和自体脂肪等新型材料的应用,使得注射式假体在 20 世纪 50 年代开始重新被启用,但并发症同样远多于植入式假体。

（2）材料

注射式假体其材料往往为自体脂肪和液态硅凝胶。

（3）植入方式及分布

自体脂肪、液态硅凝胶往往以团块样的形式注入乳房内,主要分布于乳腺实质内、腺体周围及乳后间隙;液态硅凝胶还可分布于胸大肌内、胸大肌后间隙及胸壁皮下,甚至可发生远处迁移。

（4）MRI 表现

根据注射材料的不同,MRI 可表现为不同的信号(图 5-1):脂肪信号在 T_1WI、T_2WI 均为高信号,脂肪抑制序列呈低信号;液态硅凝胶材料通常表现为 T_1WI 等或低信号,T_2WI 高信号。

5.1.2　植入式假体

（1）概述

1962 年,贝勒大学 Thomas Cronin 医师的首例固态硅凝胶假体植入术的完成,标志着乳房整形进入飞跃性发展阶段。但半个多世纪的研究证明,植入式假体破裂的风险直接与假体的年限及放置位置呈正相关,多数植入式假体在没有明确的外伤等原因下,通常随着时间的增加,其破裂的概率也越高。

（2）材料

植入式假体主要包括硅凝胶假体、0.9%氯化钠溶液假体及硅凝胶和 0.9%氯化钠溶液组合假体(以下称为组合假体)3 种(图 5-2):①0.9%

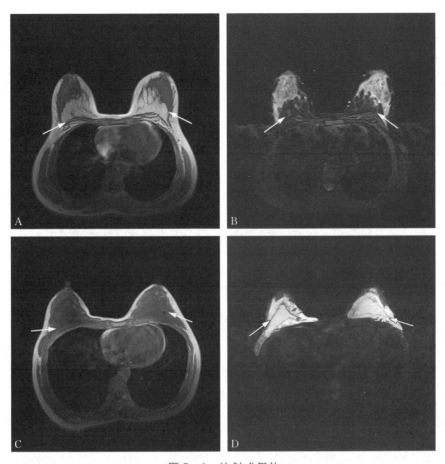

图 5-1　注射式假体

注：横断位 T_1WI(A)和 T_2WI脂肪抑制(B)为注射式脂肪假体，假体位于乳后间隙、乳腺实质；横断位 T_1WI(C)和 T_2WI脂肪抑制(D)为注射式液态硅凝胶假体，假体位于乳后间隙、乳腺实质及右侧腋窝，中央形成了纤维包裹。

氯化钠溶液假体由具有弹性的外壳和填充的 0.9％氯化钠溶液构成，这类假体上有一个阀门，经阀门可调节 0.9％氯化钠溶液的含量，从而可自由调节假体的大小；②硅凝胶假体包括单腔、双腔和反向双腔 3 种假体类型，少见的还有三腔假体。单腔假体是由弹性外壳和硅凝胶填充物组成。双腔假体具有 2 个独立弹性外壳，常见的类型是内腔充填硅凝胶、外腔充填 0.9％氯化钠溶液，其中外腔的 0.9％氯化钠溶液还有可调节和不可调节 2 种，双腔假体的意义在于减少硅凝胶漏出、防止假体包膜挛缩。反向双腔假体，即将双腔假体的内层和外层材料互换，即内层是可调节容量的 0.9％氯化钠溶液，而外层是硅凝胶，这类

假体因为硅凝胶成分位于外层，所以感觉更自然，常见于乳房重建植入；③三腔假体是由硅凝胶内层、未充盈硅凝胶的中间层及 0.9％氯化钠溶液的外层组成(图 5-3)。

（3）植入方式及分布

植入式假体分布一般分为乳腺下型和胸大肌下型(图 5-4)：①乳腺下型是指假体置于乳腺纤维腺体和胸大肌之间(即乳后脂肪间隙处)，这类假体较稳定、自然、逼真，可随乳房体位的变化而变化，但易发生包膜挛缩；②胸大肌下型是指假体置于胸大肌与胸小肌之间，不容易发生包膜挛缩等并发症，不能随体位的改变而变化，在卧位时可出现"双峰"畸形等乳房变形。

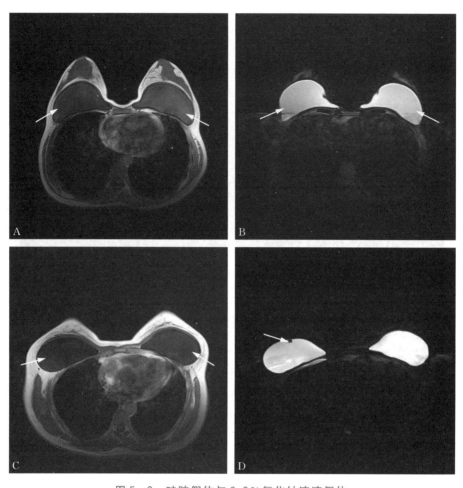

图5-2　硅胶假体与0.9%氯化钠溶液假体

注：横断位 T_1WI(A)和 T_2WI脂肪抑制(B)为硅胶假体；横断位 T_1WI(C)和 T_2WI脂肪抑制(D)为0.9%氯化钠溶液假体，可见阀门(箭)。

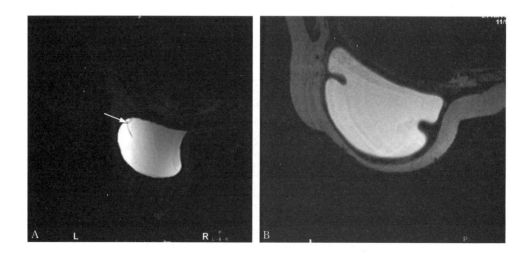

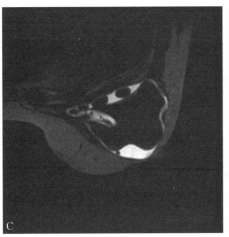
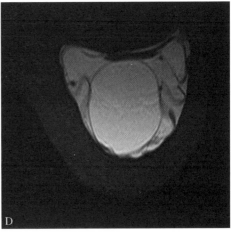

图 5-3 不同腔型的硅胶假体

注：A. 单腔假体，由弹性外囊和硅凝胶填充物组成，假体内可见放射样线影（箭）；B. 双腔假体：由 0.9％氯化钠溶液外腔层和硅凝胶内腔层组成，内部信号均匀；C. 反转双腔假体，由 0.9％氯化钠溶液内腔层和硅凝胶外腔层组成，内见不同成分信号；D. 三腔假体（相对少见），由充满的硅凝胶内层，未充满的硅凝胶中间层和 0.9％氯化钠溶液外层组成，内部信号混合。

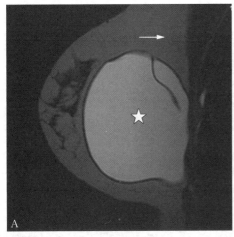
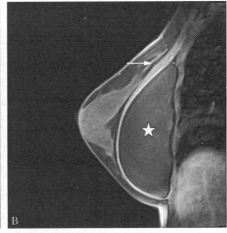

图 5-4 乳房假体位置

注：矢状位观察，A 为乳腺下型，假体位于乳腺腺体与胸大肌之间，假体（星号）后方见胸大肌影（箭）；B 为胸大肌下型，假体位于胸大肌与胸小肌之间，假体（星号）位于胸大肌（箭）后方。

（4）MRI 表现

假体大多数表现为包膜表面形态光整，也可出现包膜挛缩（附），表现为假体纤维囊的局部非对称性锯齿状改变或者假体形态异常，即假体前部的横径小于后部的 2 倍。大多数假体内部信号均匀，伴或不伴假体包膜下放射样线影（图 5-3A），也可因不同材质的混合表现为多种信号混合（图 5-3C、D）。

附

包膜挛缩是一种机体对乳腺假体的局部免疫反应和慢性炎症过程的结果，通常认为与术后血肿、感染、放置于乳腺后间隙、假体周围间隙过小及自身体质等因素有关，是术后最常见的并发症，好发于术后 3 个月内，临床表现为乳房外观变形、疼痛、可触及球状固定的硬物。

5.2 乳房植入式假体破裂

乳房植入式假体破裂可分为假体的囊内破裂、囊外破裂及包膜挛缩。

5.2.1 囊内破裂

（1）概述

囊内破裂是最常见的植入式假体破裂类型，占所有硅凝胶假体破裂的 $80\%\sim90\%$。

（2）机制

大部分植入式假体植入后，机体对假体会发生局部的免疫反应，在慢性炎性反应的刺激下，假体周围形成一个包裹在假体外面的纤维囊，当假体本身的弹性外壳撕裂或破裂时，硅凝胶从破裂口漏出但不超过外面包裹的纤维囊时即形成囊内破裂。

（3）临床表现

临床表现没有特征性，可无症状，也可表现为乳房疼痛、感觉异常、乳房肿块等。

（4）MRI 表现

当假体本身的弹性外壳部分完全塌陷，低信号的塌陷外壳呈曲线样向内凹陷漂浮在高信号的硅胶中，从而形成各种征象，如"囊下线征""扁面条征"（linguine sign）、"锁眼征"（key-hole sign）、"泪滴征"（teardrop sign）、"套绳索征"（noose sign）、"水滴征"（water droplet sign）、"色拉油征"（salad oil sign）等（图 5-5）。其中"扁面条征"是

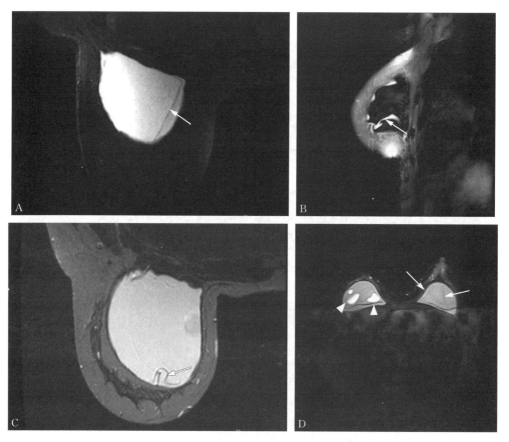

图 5-5　囊内破裂

注：A. 囊下线征（箭）；B. "扁面条"征（箭）；C. "锁眼征"（箭）；D. 右侧假体内"水滴征"（箭头）和左侧假体内"套绳索征"（箭）。

最具特征性的表现,为多条低信号曲线漂浮在硅凝胶内,常提示假体的弹性外壳完全塌陷;"囊下线征"表现为与纤维囊走向几乎平行的低信号线影,是囊内破裂早期的特异性征象;"锁眼征"表现为局部弹性硅凝胶外壳凹陷,凹陷两侧的外壳膜没接触到;"泪滴征"或"套绳索征",表现为局部弹性硅凝胶外壳破裂凹陷,凹陷两侧的外壳膜相接触;"水滴征"表现为 T_2WI 上类圆形液性高信号混迹于假体内。"锁眼征""泪滴征""套绳索征""水滴征"均提示局部囊内破裂,但不是特异性征象,50%的正常假体也可有这些征象。"色拉油征"指双腔假体内的破裂,当内层的弹性壳破裂时,内层的硅凝胶和外层的生理盐水混合在一起,在 MRI 上因为大团的硅凝胶内混有生理盐水而形成。

(5)诊断要点

假体完整连续,内部表现为囊下线征时,为囊内破裂的特征性征象;出现"泪滴征""套绳索征""锁眼征"等则提示囊内破裂可能。

(6)鉴别诊断

囊内破裂需与包膜挛缩、运动或相位编码伪影及组合假体相鉴别:①包膜挛缩是术后最常见的并发症,MRI 典型表现为假体纤维囊呈局部非对称性的锯齿状,有时会出现假体包膜下放射样线影,该类线影与假体边缘紧密相连,且数量相对较少;②运动或相位编码导致的伪影较易鉴别,

通过减少运动或改变编码的方向可证实;③组合假体可因内部硅胶成分的不同,在假体内形成类似囊内破裂的线样漂浮的异常信号影,单从图像上鉴别困难,需结合假体材质等信息进行综合判断。

5.2.2 囊外破裂

(1)概述

当出现乳房疼痛或者乳房缩小,其假体破裂的发生率是 15%～30%。

(2)机制

囊外破裂是指假体弹性外壳和外面包裹的纤维囊都发生了破裂,硅凝胶进入到周围组织。其并发症有硅凝胶瘤、局部皮肤溃疡,甚至窦道形成等。

(3)临床表现

有时表现为乳房肿块伴疼痛,单侧乳房不对称性增大或缩小等。

(4)MRI 表现

在 T_2WI 脂肪抑制和水抑制图像上,毗邻假体或者假体延伸形成一个或多个圆形或椭圆形高信号肿块(图 5-6),可见包膜破口,部分游离肿块边缘可见钙化。这些肿块称为硅凝胶瘤,即当硅凝胶漏出至纤维囊外时,通常引起炎性细胞迅速聚集,将硅凝胶吞噬包裹形成肉芽肿性肿块。

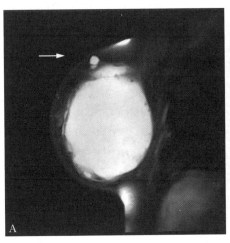

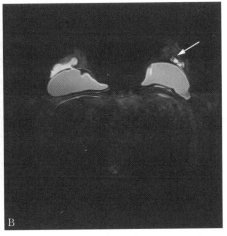

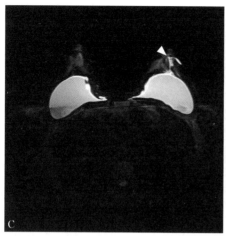

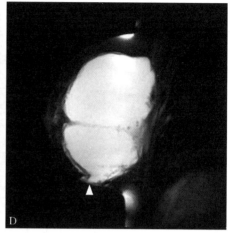

图 5-6 囊外破裂

注：A、B.游离高信号硅凝胶瘤（箭）；B、C、D.假体包膜破口及硅凝胶外漏（箭头）。

（5）诊断要点

假体变形，包膜破口及假体远处出现高信号硅凝胶瘤具有可靠诊断意义。

（6）鉴别诊断

囊外破裂需与注射式硅凝胶假体鉴别，通过询问病史极易做出判断。此外，囊外破裂还需与假体周围有液性信号积聚相鉴别，当部分假体材料表面有网纹设计或者 PTU 覆盖时，通常在假体周围可发生反应性液体积聚，在 T_2WI 抑脂抑水序列上，假体周围可出现低信号的液性积聚，需随访观察。

（闵庆华　彭卫军）

参考文献

［1］高巧灵,石国儿.乳腺假体破裂及漏出的 MRI 诊断［J］,医学影像学杂志,2013,23(1):156-158.

［2］何益腾,宋牧,陈晶,等.硅凝胶假体植入乳房重建［J］.中国组织工程研究,2015,19(3):455-459.

［3］林涛,谢毓芝,余强,等.隆乳术后的 MRI 表现［J］.中华放射学杂志,2006,40(4):357-359.

［4］汤琦,周绍强,黄云超.乳房假体植入后感染对假体周围纤维包膜形成的影响研究［J］,中国修复重建外科杂志,2015,29(12):1523-1527.

［5］王强,胡国栋,王晓华.隆乳材料及隆乳术后并发症的全数字化钼靶摄影及 MR 表现［J］.中国医学影像技术,2009,25(9):1577-1579.

［6］熊炳钧,谭秋雯,吕青.自体脂肪移植在乳房修复重建中的应用自体脂肪移植在乳房修复重建中的应用与研究进展与研究进展［J］.中国修复重建外科杂志,2016,30(1):123-128.

［7］COLLADO-MESA1 F, YEPES M, DOSHI P, et al. Contrala-teral intramammary silicone lymphadenitis in a patient with an intact standard dual-Lumen breast implant in the opposite reconstructed breast［J］. Radiology Case, 2013,7(11):24-31.

［8］DUTEILLE F, ROUIF M, LAURENT S, et al. Five-year safety data for eurosilicone's round and anatomical silicone gel breast implants［J］. Plast Reconstr Surg Glob Open, 2014,2(4):e138.

［9］ELSA S J, OSCAR P, MOTOS H N, et al. Imaging of breast implants—a pictorial review［J］. Insights Imaging, 2011,2:653-670.

［10］GURUNLUOGLU R, KUBEK E, ARTON J. Dual pedicle mastopexy technique for reorientation of volume and shape after subglandular and submuscular breast implant removal［J］. Eplasty, 2013,13:e48.

［11］KIM B, PREDMORE Z S, MATTKE S, et al. Breast implant-associated anaplastic large cell lymphoma: updated results from a structured expert consultation process［J］. Plast Reconstr Surg Glob Open, 2015, 3(1):e296.

［12］ LEE I M，COOK N R，SHADICK N A，et al. Prospective cohort study of breast implants and the risk of connective-tissue diseases［J］. Inter J Epidemiol，2011，40：230 - 238.

［13］ LINDENBLATT N，EL-RABADI K，HELBICH T H，et al. correlation between MrI results and intraoperative findings in patients with silicone breast implants［J］. Intern J Women's Health，2014，6：703 - 709.

［14］ SONG J W，KIM H M，BELLFI L T，et al. The effect of study design biases on the diagnostic accuracy of magnetic resonance imaging to detect silicone breast implant ruptures：a meta-analysis［J］. Plast Reconstr Surg，2011，127(3)：1029 - 1044.

［15］ STORY S K，SCHOWALTER M K，GESKIN L J. Breast implant-associated ALCL：a unique entity in the spectrum of CD30 lymphoproliferative disorders ［J］. Oncolo-gist，2013，18：301 - 307.

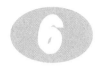

高危人群的乳腺磁共振成像筛查

6.1 乳腺癌高危人群

6.1.1 乳腺癌高危人群的定义

1) 有明显的乳腺癌遗传倾向者(详见附录)。

2) 既往有乳腺导管或小叶中、重度不典型增生(atypical ductal hyperplasia，ADH)或小叶原位癌(lobular carcinoma *in situ*，LCIS)病史者。

3) 既往行胸部放疗史。

6.1.2 乳腺癌的高危因素

(1) 家族史

乳腺癌具有家族聚集性。有5%～10%的乳腺癌与高外显率易感基因异常有关。但并非所有亲属患乳腺癌者均被认为有家族史。近亲属，包括母系和父系的一级(父母，姐妹，女儿)和二级(祖父母、姨、叔舅)，有2个或以上者患乳腺癌/卵巢癌，或50岁以前(绝经前)患乳腺癌者，或1个及以上亲属患2种不同的癌症，或男性乳腺癌者，被视为具有家族史，提示有高外显率乳腺癌相关的易感基因异常。

(2) 基因检测

BRCA1 基因及 *BRCA2* 基因突变，和那些已知的增加乳腺癌风险的特异性基因突变，比如 Li-Fraumeni 综合征(等位基因 *p53* 基因突变)和 Cowden 和 Bannayan-Riley-Ruvalcaba 综合征(*PTEN* 基因突变)等。*BRCA1* 基因突变携带者40岁发生乳腺癌的危险性为19%，终身发生乳腺癌的危险性高达85%。

(3) 临床因素

主要有以下因素。①胸部放疗史:10～30岁期间接受过胸部放疗者，乳房接受的辐射使乳腺癌的危险性升高;②乳腺活体组织检查为高危良性病变:乳房活体组织检查组织学诊断为小叶原位癌和不典型小叶增生者终身乳腺癌发生危险性为10%～20%，而不典型导管增生发生浸润性乳腺癌的风险性升高4～5倍;③乳腺癌个人史:患乳腺癌的妇女在诊断后的10年里，其对侧发生乳腺癌的概率是5%～10%，明显高于普通人群;④乳腺密度:是乳腺癌的独立危险因子，致密型腺体发生乳腺癌的风险升高4～6倍;⑤其他:年龄，初潮年龄早于12岁，绝经年龄推迟等因素与乳腺癌危险性增高相关。

6.1.3 高危因素的评估

乳腺癌的风险因素可使用风险预测模型来进行评估,如 Gail 模型、Claus 模型、BRCAPRO 模型、BOADICEA 模型及 Tyrer-Cuzick 模型等,经 Meta 分析 18 个预测模式和 7 个有效的研究发现,这些评估模型因为采纳的危险性因素不同,并且在各种不同的人种、人群中差别很大,不同的评估模型会得到不同的风险性结果,因此采用何种模型进行分析尚未有定论。

6.1.4 高危乳腺疾病

某些病理是良性的乳腺疾病,有潜在发展成为浸润性导管癌或者导管原位癌的风险,这类疾病被称为高危疾病。包括 ADH、FEA、ALH、LCIS,以及乳头状瘤疾病(papillary lesions),包括实性导管内乳头状瘤(solitary intraductal papilloma)、多发导管内乳头状瘤病(multiple intraductal papillomas)和少年型乳头状瘤(juvenile papillomatosis)、放射瘢痕(radial scar)、复杂性硬化性病变(complex sclerosing lesion)、叶状瘤(phyllodes tumor)和黏液囊肿性疾病(mucocele-like lesions)

6.2 高危人群的乳腺磁共振成像检查技术规范

乳腺 MRI 比乳腺 X 线操作复杂,需要静脉注射对比剂,属于有创性检查方法,需要去除体内 MRI 禁忌的异物,为了取得好的图像效果,扫描时间被定于月经周期第 7～14 天以减少背景实质强化的干扰,费用昂贵,可能会有大量的假阳性结果而需要进行不必要的穿刺活体组织检查。因此,不能替代乳腺 X 线。

6.2.1 检查前准备

包括①了解临床病史:包括患者发病情况、症状和体征、家族史、高危因素、乳腺手术史、病理结果及手术日期,注明绝经前或后及月经周期,有无激素替代治疗或内分泌治疗史,有无胸部放疗史,询问患者有无前片及其他相关检查(包括乳腺 X 线摄影和乳腺超声检查)。②做好乳腺 MRI 检查注意事项的解释和安抚患者的工作。③选择最佳检查时间:由于正常乳腺组织强化在月经周期的分泌期最为显著,因而推荐 MRI 检查尽量安排在月经周期第 2 周(第 7～14 天)进行。

6.2.2 乳腺 MRI 检查技术规范参数

(1)设备要求

推荐采用高场 1.5T 及以上的 MRI 扫描仪行乳腺 MRI 检查,以获得较好的信噪比和脂肪抑制效果。必须采用专用的乳腺线圈,在设备条件许可的情况下,推荐采用相控阵线圈及并行采集技术,有利于双乳同时成像,获得较好的时间和空间分辨率;同时推荐采用开放式线圈,有利于在侧方进行 MRI 引导的介入操作。

(2)扫描体位

俯卧位,双侧乳房自然悬垂于乳腺线圈中央。

(3)成像序列

一般包括横断位、矢状位、冠状位定位扫描,T_1WI 序列(包括不抑脂序列,以及与增强序列相同的抑脂序列)、T_2WI(加抑脂序列)、增强扫描序列[包括横断位扫描(至少连续扫描 3 次)和矢状位的扫描]。成像参数:扫描层厚应≤3 mm,层面内的分辨率应<1.5 mm,单次扫描时间不应当超过 2 min。增强扫描要求 Gd - DTPA 团注,标准剂量为 0.1～0.2 mmol/kg,于 10 s 内快速团注,继而快速推注 0.9%氯化钠注射液 10 ml 冲洗。

(4)绘制时间-信号强度增强曲线

将采集图像传送至工作站对病灶进行分析,将病灶最可疑的区域选为 ROI(应避开肉眼可见的出血、液化、坏死及囊变区),并在对侧正常乳腺组织内选取相同大小的 ROI 作为对照,绘制病灶的时间-信号强度增强曲线。曲线判读分两部分:早期强化和延迟强化。早期强化指注入对比剂后前 2 min 或曲线开始变化时的强化率,分成缓慢强化(强化率<50%)、中等强化(50%～100%)和快速强化(>100%)。曲线后面部分称为延迟强化,也分为3种状况:持续上升型(随时间的延长而继续强化,且大于早期强化最高点的10%)、平台型(随时间延长呈平台改变,如有轻度升高或廓清,则变化在早期强化最高点上下10%范围之内)和廓清型(强化达峰值后,信号强度迅速下降,范围大于峰值时的10%)。

附录

遗传性高危人群

遗传性乳腺癌-卵巢癌综合征基因检测标准[a,b]如下。

1) 具有血缘关系的亲属中有*BRCA1/BRCA2*基因突变的携带者。

2) 符合以下1个或多个条件的乳腺癌患者[c]:①发病年龄≤45岁;②发病年龄≤50岁,并且有1个具有血缘关系的近亲[d]发病年龄≤50岁的乳腺癌患者和/或1个或1个以上的近亲为任何年龄的卵巢上皮癌/输卵管癌/原发性腹膜癌患者;③单个个体患2个原发性乳腺癌[e],并且首次发病年龄≤50岁;④发病年龄不限,同时2个或2个以上具有血缘关系的近亲患有任何发病年龄的乳腺癌和/或卵巢上皮癌、输卵管癌、原发性腹膜癌;⑤具有血缘关系的男性近亲患有乳腺癌;⑥合并有卵巢上皮癌、输卵管癌、原发性腹膜癌的既往史。

3) 卵巢上皮癌、输卵管癌、原发性腹膜癌患者。

4) 男性乳腺癌患者。

5) 具有以下家族史:①具有血缘关系的一级或二级亲属中符合以上任何条件;②具有血缘关系的三级亲属中有2个或2个以上乳腺癌患者(至少有1个发病年龄≤50岁)和/或卵巢上皮癌/输卵管癌/原发性腹膜癌患者。

注:a. 符合1个或多个条件提示可能为遗传性乳腺癌-卵巢癌综合征,有必要进行专业性评估。当了解患者的家族史时,父系和母系亲属的患癌情况应该分开考虑。早发性乳腺癌和/或任何年龄的卵巢上皮癌、输卵管癌、原发性腹膜癌提示可能为遗传性乳腺癌-卵巢癌综合征,在一些遗传性乳腺癌-卵巢癌综合征的家系中,还包括前列腺癌、胰腺癌、胃癌和黑素瘤。b. 其他考虑因素:家族史有限的个体。例如,女性一级或二级亲属小于2个,或者女性亲属的年龄>45岁,在这种情况下携带突变的可能性往往会被低估。对发病年龄≤40岁的三阴性乳腺癌患者应考虑进行*BRCA1/2*基因突变的检测。c. 乳腺癌包括浸润性癌和导管内癌。d. 近亲是指一级、二级和三级亲属。e. 2个原发性乳腺癌包括双侧乳腺癌或者同侧乳腺的2个或多个明确的不同来源的原发性乳腺癌。

(闵庆华　彭卫军)

参考文献

[1] 李洁,张晓鹏. 磁共振成像在乳腺癌影像学筛查中的应用:2010 ACR与SBI乳腺影像学筛查实践指南解读[J]. 磁共振成像,2011,2(3):161-165.

[2] 李毅,吕艳丽,赵越,等. 不同组织模式下乳腺癌筛查结果分析[J]. 中国癌症杂志,2014,24(12):944-950.

[3] 廖先珍,朱松林,邹艳花,等. 10136名肿瘤高危人群临床筛查结果分析[J]. 中国肿瘤,2014,23(3):196-199.

[4] 张晓辉,孙强. 年轻乳腺癌高危易患人群的处理策略[J]. 中华乳腺病杂志,2014,8(3):161-164.

[5] 中国抗癌协会乳腺癌专业委员会. 中国抗癌协会乳腺癌诊治指南与规范(2015版)[J]. 中国癌症杂志,2015,25(9):692-754.

[6] 周纯武,赵莉芸,李静. 磁共振成像在乳腺疾病的应用及进展[J]. 磁共振成像,2014,5:56-61.

[7] DESREUX J A C. Breast cancer screening in young women[J]. Eur J Obstet Gynecol Reprod Biol, 2018,

230:208-211.

[8] HOWELL A, ANDERSON A S, CLARKE R B, et al. Risk determination and prevention of breast cancer [J]. Breast Cancer Res, 2014, 16(5):446.

[9] MANN R M, BALLEYGUIER C, BALTZER P A, et al. Breast MRI: EUSOBI recommendations for women's information[J]. Eur Radiol, 2015, 25(12):3669-3678.

图书在版编目（CIP）数据

现代体部磁共振诊断学. 乳腺分册/周康荣,严福华,刘士远总主编;彭卫军,顾雅佳,罗娅红主
编. —上海:复旦大学出版社, 2022.5
ISBN 978-7-309-15376-7

Ⅰ.①现… Ⅱ.①周…②严…③刘…④彭…⑤顾…⑥罗… Ⅲ.①乳房疾病—磁共振成像—
诊断 Ⅳ.①R445.2

中国版本图书馆 CIP 数据核字（2020）第 212234 号

现代体部磁共振诊断学. 乳腺分册
周康荣　严福华　刘士远　总主编
彭卫军　顾雅佳　罗娅红　主　编
责任编辑/江黎涵

复旦大学出版社有限公司出版发行
上海市国权路 579 号　邮编:200433
网址:fupnet@ fudanpress.com　http://www.fudanpress.com
门市零售:86-21-65102580　团体订购:86-21-65104505
出版部电话:86-21-65642845
上海盛通时代印刷有限公司

开本 787 × 1092　1/16　印张 9.5　字数 255 千
2022 年 5 月第 1 版第 1 次印刷

ISBN 978-7-309-15376-7/R · 1844
定价:118.00 元

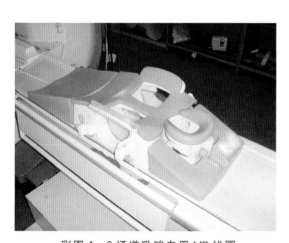

彩图1 8通道乳腺专用MR线圈

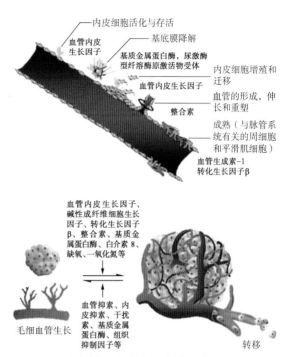

内皮细胞活化与存活

血管内皮
生长因子

基底膜降解

基质金属蛋白酶，尿激酶
型纤溶酶原激活物受体

内皮细胞增殖和
迁移

血管内皮生长因子

血管的形成，伸
长和重塑

整合素

成熟（与脉管系
统有关的周细胞
和平滑肌细胞）

血管生成素-1
转化生长因子β

血管内皮生长因子、
碱性成纤维细胞生长
因子、转化生长因子
β、整合素、基质金
属蛋白酶、白介素8、
缺氧、一氧化氮等

血管抑素、内
皮抑素、干扰
素、基质金属
蛋白酶、组织
抑制因子等

毛细血管生长

转移

彩图2 肿瘤血管生成示意图

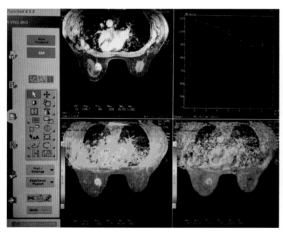

彩图3 磁共振动态增强扫描后处理图像

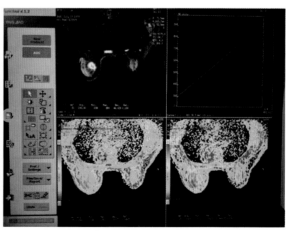

彩图4 磁共振弥散加权成像后处理图像

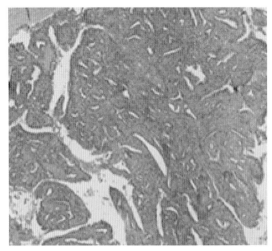

彩图 5　导管内乳头状瘤 MRI 表现（一）

注：病理示（左侧）乳腺中央型导管内乳头状瘤。

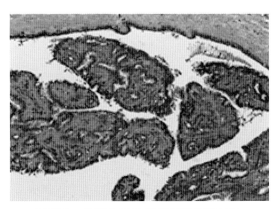

彩图 6　导管内乳头状瘤 MRI 表现（二）

注：病理示（左侧）乳腺导管内乳头状瘤伴局部导管上皮普通型增生及钙化。

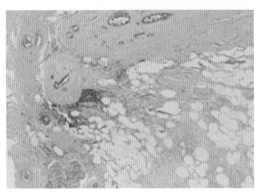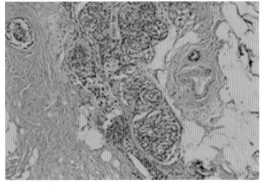

彩图 7　放射状瘢痕 MRI 表现

注：病理示（右侧）乳腺放射状瘢痕伴纤维囊性增生症，部分导管上皮普通型增生，合并纤维腺瘤。

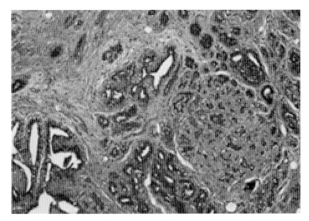

彩图 8 复杂性硬化性腺病 MRI 表现

注:病理示(左侧)乳腺复杂性硬化性病变合并纤维腺瘤,局灶导管上皮普通型增生。

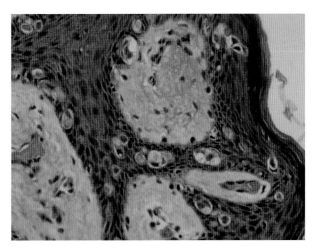

彩图 9 Paget 细胞

注:HE 染色(×400)镜下所见 Paget 细胞,圆形或卵圆形、胞质丰富、核大深染,单个沿基层表皮分布。

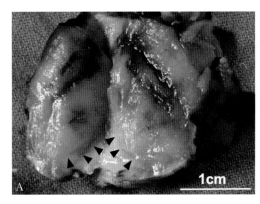
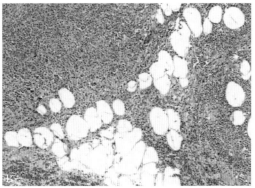

彩图 10 乳腺淋巴瘤大体标本及镜下表现

注:DLBCL,大体(A)可见乳腺肿块边缘清楚,呈灰白鱼肉状;镜下(B)可见肿瘤边缘不清楚,呈浸润性生长,浸润至边缘的脂肪组织(HE 染色,×100)。

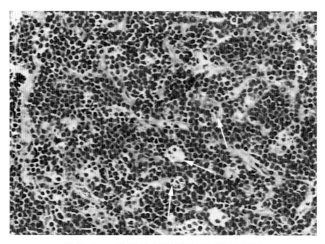

彩图 11 乳腺伯基特淋巴瘤镜下表现

注：镜下可见肿瘤细胞呈片状分布,胞质嗜碱性,可见"星天"现象(箭;HE染色,×400)。

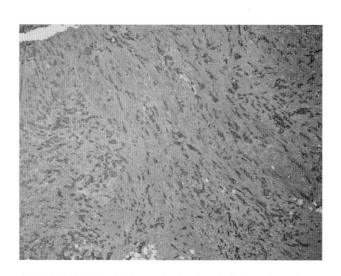

彩图 12 左乳乳腺癌患者(女性,46岁)保乳手术前及手术后对比(瘢痕形成)

注：手术病理,左乳乳腺癌保乳手术标本,非特殊性浸润性癌(大小 2.8 cm×1.5 cm,WHO Ⅱ级),伴导管内癌(5%,实体型/筛状型)。